D1672223

Volker Tetenberg
Einführung in die Augendiagnose

Volker Tetenberg

Einführung in die Augendiagnose

Haag + Herchen

Bibliografische Information Der Deutschen Bibliothek
Die Deutsche Bibliothek verzeichnet diese Publikation in der Deutschen
Nationalbibliografie; detaillierte bibliografische Angaben sind im Internet
über http://dnb.ddb.de abrufbar.

ISBN 3-89846-132-7
© 2003 by Haag + Herchen Verlag GmbH,
Fichardstraße 30, 60322 Frankfurt am Main
Alle Rechte vorbehalten
Produktion: Herchen + Herchen & Co.
Medien KG, Frankfurt am Main
Satz: Hannelore Kniebes, Babensham
Herstellung: ip
Printed in Germany

Verlagsnummer 3132

*Dieses Buch widme ich in Dankbarkeit jenen,
die mir ermöglichten, es zu schreiben:
meinen Patienten.*

Inhaltsverzeichnis

Erst wird die Sache ausgelacht,
dann darüber nachgedacht,
und schließlich hat man's selbst gemacht.

Einführung in die Augendiagnose

Ich Iris bin ins Licht gestellt
zum Zeugnis einer besseren Welt,
für Augen, die vom Erdenlauf
getrost sich wenden zum Himmel auf.
Und aus der Dünste trübem Netz
Erkennen Gott und sein Gesetz.

In der Augendiagnose läßt sich eben vieles nicht lehren, sondern nur lernen.

Dringlich ist jedem werdenden Augendiagnostiker zu empfehlen, vorerst die Grundzüge dieser Diagnose theoretisch sich anzueignen. Es sollen Anschauungsobjekt   also die Augen betrachtet werden. Bei tüchtigen, erfahrenen, langjährigen Augendiagnostikern sollte hospitiert werden, denn hier kann durch vielfaches Krankenmaterial die Kenntnis der Augendiagnose vermittelt werden.

Der Augen Bläue
bedeutet Treue!
Ein graues Auge,
ein schlaues Auge!
Auf schelmische Launen
deuten die Braunen!
Doch der schwarzen Augen Gefunke
ist, wie Gottes Wege, dunkel.

Das Auge ist des Leibes Licht.
Wenn dein Auge einfältig ist, so ist dein ganzer Leib Licht,
so aber dein Auge ein Schalk ist, so ist auch dein Leib finster.

Lukas 11, 34.

Das Auge der Spiegel des Körpers.
Menschenkenner auf den ersten Blick.
Schicksale und Leiden in den Augen entdeckt.

Als erster deutscher Augendiagnostiker ist Pastor Felke (1856 – 1926) in die Geschichte eingegangen. Pastor Felke war als Lehmpastor lange in Repelen am Niederrhein im ehemaligen Altkreis Moers. Was verrät die Iris? Wie kann man Krankheiten aus dem Auge erkennen? Wie kann man damit kranken Menschen helfen?

Die Augen sind der Spiegel der Seele; Lust und Trauer, Schmerz und Freude sind in den Augen zu erkennen. Doch dies weiß wohl jeder Menschenkenner. Wie aber steht es mit den Krankheiten? Kann man sie wirklich aus dem Auge ablesen? Diese Fragen stellt man den Augendiagnostikern immer wieder.

Auf jahrtausendealten Steinplatten in Innerasien sind die Runen der Iris gezeichnet. Etwa 1000 Jahre vor Christus fand man die ersten Quellen der Irisdiagnostik. Bereits zu dieser Zeit war schon den Chaldäern das Ablesen von Krankheiten aus den Augen bekannt. Ärzte Griechenlands und Roms folgten.

Dann müssen wir noch zwei Begriffe klären, die immer wieder verwechselt werden, nämlich die Irisdiagnostik und die Augendiagnostik.

Die Irisdiagnostik ist die Feststellung und Benennung von Krankheiten in der Iris.

Die Augendiagnose ist die Feststellung und Benennung von Krankheiten im gesamten Auge und seiner näheren Umgebung einschließlich Pupille der Iris.

Es ist gewiß nicht allzu leicht, die Irisdiagnose zu erlernen. Hierzu bedarf es eines langen Studiums, und man muß immer wieder Augen betrachten.

Heilpraktiker Josef Deck in Ettlingen hat Ärzten und Professoren ein anerkanntes Buch über die Grundlagen der Irisdiagnostik übermittelt. Alljährlich finden im Schloß von Ettlingen einige Tage irisdiagnostische Tagungen statt, und zwar für Ärzte (auch aus dem Ausland) und für Heilpraktiker.

Die Irisdiagnose ist in der ärztlichen Wissenschaft nach wie vor umstritten. An den Universitäten wird die Augendiagnostik nicht gelehrt. Trotzdem wird die Irisdiagnose bald aus der heutigen Medizin nicht mehr wegzudenken sein.

Bereits 1880 veröffentlichte der ungarische Arzt Dr. Ignaz von Péczely (1826 -1911) Studien über die Diagnose aus den Augen. Er praktizierte in Budapest. Mit ihm fast gleichzeitig muß der Schwede Pfarrer Nils Liljequist (1851 – 1936) genannt werden.

Seit vielen Jahren gibt es die Lehre der Irisdiagnose. Aus den Zeichen und Verfärbungen der Regenbogenhaut kann man Veränderungen von Krankheiten ablesen. Bekannte, bereits verstorbene Irisforscher seien genannt, wie Theodor Kriege, er gehörte zu den ersten Schülern von Eva Flink, Tochter von Frau Pastor Magdalene Madaus; Heinrich Hense, Dr. h. c. P. J. Thiel, Dr. phil. Rudolf Schnabel (1882 – 1952), der Stuttgarter Heilpraktiker Alfred Maubach und Joachim Broy.

Wissenschaftler haben erkannt, dass das Auge nicht allein mit den Sehnerven, sondern auch mit dem Sympathikus und dem motorischen Nervensystem in Verbindung steht.

Das Auge ist ein Spiegel des Körpers. Man teilt die Iris in Organfelder ein, wobei jedes einem anatomisch festgelegten Körperteil entspricht.

Die Iris kann Einblick geben in das personelle Kranksein, und darauf kommt es an. Man kann anhand winziger Zeichen in der Iris Krankheitsherde im menschlichen Körper feststellen.

Solche Zeichen sind z. B. Aufhellungen, dunkle Stellen oder Farbveränderungen. Die Irisdiagnose ist unter vielen Unterrichtsmethoden eine zusätzliche Diagnose. Heute wird die Irisdiagnose auch von vielen namhaften Schulmedizinern angewandt. Wie zum Beispiel die Herren Dr. med. Markgraf, Dr. Dr. med. A. Schimmel. Von verstorbenen namhaften Augendiagnostikern wären noch Josef

Angerer, Günther Lindemann und Prof. Dr. med. et Dr. med. dent.
Heilpraktiker Horst F. Herget herauszustellen.
Die Irisdiagnose bedarf eines intensiven Studiums. Man muß sich
anatomisch den menschlichen Körper und die Organe in der Iris vor-
stellen.
Zur Feststellung von Krankheiten verwendet man ein Augenmikroskop, denn aus der Vielfalt von Farben und Formen in der Iris
erkennt der Augendiagnostiker am präzisesten mit dem Mikroskop,
wo es im Organismus nicht stimmt. Hierzu reicht oft das bloße Auge
nicht aus. Man verwendet dann am besten ein Mikroskop, welches
die Iris um ein 12, 16 oder 32faches vergrößert. Auch die Irisfotographie sollte in keiner naturheilkundlichen Praxis fehlen, denn hier
hat man die Möglichkeit das Irisfoto des jeweiligen Patienten fest-
halten zu können.

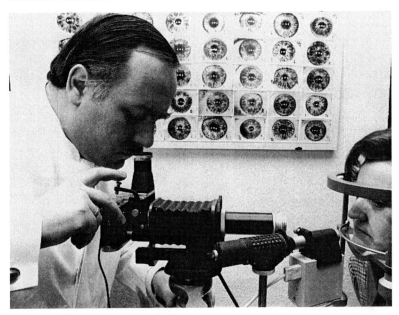

Wichtig ist für den Irisdiagnostiker eine exakte Lagebestimmung der
Organe, wie eine Art Landkarte. Es sind verschiedene Topographien
verbreitet, jedoch ist nur die Iristafel von Josef Deck einer klinischen Prüfung unterzogen worden.

14

Die Topographie der Iris

Jeder Irisdiagnostiker muß über fundierte Kenntnisse in Anatomie und Physiologie verfügen. Er muß außerdem über die Technik der von der offiziellen Medizin geübten Untersuchungsmethoden unterrichtet sein, diese soweit als möglich anwenden und deren Aussagewert kennen.

Die Irisdiagnose und die schulmedizinische Diagnose ersetzen sich nicht gegenseitig, sie ergänzen einander.

GRAPHISCHE TOPOGRAPHIE

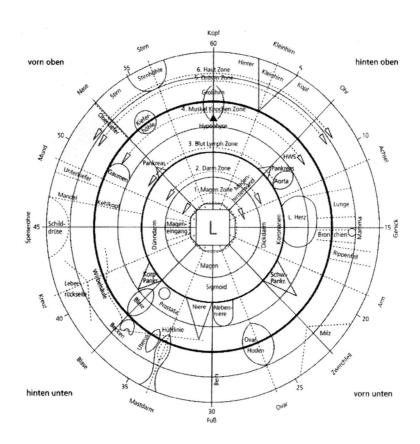

16

GRAPHISCHE TOPOGRAPHIE

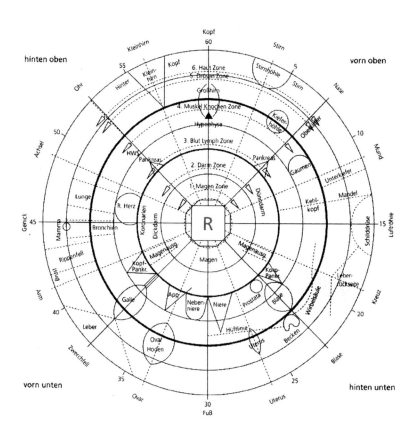

Augendiagnose, Iridologie, Irisdiagnostik

Diese im wesentlichen von Außenseitern der Medizin praktizierte Methode zur Ehrung früherer und gegenwärtiger Wahrheiten aus der Beschaffenheit der Regenbogenhaut beruht auf genauen Beobachtungen eines ungarischen Arztes, Ignaz von Péczely, in der Zeit Anfang des 19. Jahrhunderts, der bei einer in der Hand gehaltenen Eule eine Irisveränderung gesehen hat, als er dem Tier aus Unvorsichtigkeit oder in dem Versuch es aus einer Umklammerung zu befreien, ein Bein brach.

Vom »Lehmpastor Felke« wurde die Methode ausgeführt und praktiziert. Die Regenbogenhaut wurde in einer Anzahl von Sektoren (Reaktionsfelder) geteilt; diese Felder entsprechen jeweils einem bestimmten Organ des Körpers. Hierbei erkennen wir Erkrankungen oder Verletzungen der Organe und seine Veränderungen im entsprechenden Abschnitt der Regenbogenhaut.

Bevor wir uns nun eingehend mit der Irisdiagnose beschäftigen, sei erwähnt, dass es sich bei der Irisdiagnose um eine Hinweisdiagnose handelt, die somit allein nicht ausreicht, um ein guter Therapeut zu sein.

1. Das Untersuchungsprogramm besteht aus mehreren Etappen. Anfangs stellt der biologisch denkende Therapeut eine ausführliche medizinische Anamnese (Krankenvorgeschichte) zusammen. Er fragt nach Vorerkrankungen und aktuellen Beschwerden und nach eventuellen »Erbkrankheiten« aus der Familie und erkundigt sich nach dem Lebensumfeld (Familie, Beruf, Freizeit, Hobby u. a.m.) Der nächste Schritt ist eine ausführliche körperliche Untersuchung: Abhören von Brustkorb, Herz und Lunge, Messen von Blutdruck, Herzfrequenz, Größe und Gewicht, sowie Begutachtung von Körperhaltung, Haut, Sinnesorganen und Bewegungsablauf.

2. Augendiagnose
Zusätzlich soll eine augendiagnostische Untersuchung nicht fehlen.

18

3. Blut- und Urin-Analyse
   Wichtige Erkenntnisse liefert die Blutanalyse. Sie dient zur Be-
   stimmung des Blutzuckerspiegels, der Harnsäurewerte sowie des
   Anteils von Cholesterin und Kreatinin im Blut.
   Verwendet wird vorab für eine grobe Voruntersuchung der einfa-
   che Harnstreifentest.
4. Das EKG (Elektrokardiogramm)
   Nach diesen Untersuchungsergebnissen, wenn erforderlich, lassen sich Herzklappenfehler, Durchblutungsstörungen des Herzens,
   Herzmuskelerkrankungen, hoher Blutdruck und andere Herz-
   unregelmäßigkeiten feststellen.
5. Hierauf soll ein Gespräch über die Gesamtuntersuchungsergeb-
   nisse mit dem Patienten folgen.

*Wir wollen etwas für unsere Gesundheit tun; denn
diese steht an erster Stelle vor allem wenn Probleme
auftreten.*

Ignaz von Péczely

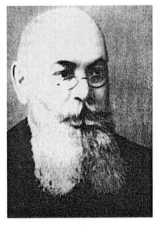

Geboren wurde Ignaz von Péczely am 26. Januar 1826 in Monyòkerèk im Kominitat Vas in Ungarn. Seine Kindheit verbrachte er auf dem Gut des Grafen Johann von Stecheny. Dort im »Alten Fort von Egerar« war sein Vater Rentamtmann.

Als elfjähriger Knabe versuchte Péczely eines Tages eine Eule zu fangen und machte dabei eine epochale Entdeckung. Denn als er sie erhaschte, wehrte sie sich und schlug eine Kralle in die Hand des Knaben. Er versuchte die Hand zu befreien, was nur zur Folge hatte, dass die Eule die Kralle um so tiefer in die Hand drückte. Der Knabe wußte sich keinen anderen Ausweg, als der Eule das Bein zu brechen.

Da er starke Finger hatte, gelang es ihm tatsächlich. Dabei sahen sich Knabe und Eule scharf in die Augen, und der Knabe bemerkte, dass in dem Augenblick, wo er der Eule das Bein brach, ein schwarzer Strich in ihrem Auge entstand das Zeichen eines schweren Organ-schadens. Die Eule blieb alsdann den Sommer über freiwillig im Garten. Im Herbst flog die Eule dann in die Freiheit, um jedoch im nächsten Sommer wiederzukommen. Das Auge der Eule wurde dann immer wieder betrachtet, und siehe da das Zeichen des Beinbruchs konnte man immer noch erkennen, es war zudem noch von einer weißen Krummlinie begrenzt.

Der Beinbruch war verheilt, aber das alte Zeichen war weiterhin vorhanden. Der nächste Herbst verging und die Eule kam nicht mehr wieder.

So wurde die Entdeckung aus dem Auge gemacht, obgleich der Knabe die Wichtigkeit seiner Entdeckung nicht ahnte.

Péczely absolvierte das Gymnasium, dann das Polytechnikum und wurde als Landschaftsingineur ausgebildet.

In den Jahren 1848/1849 diente er den Honved Husaren, erlitt Verletzungen und erhielt Auszeichnungen durch Ludwig Kossuth, einen Freiheitsführer.

1862 ließ er sich in Budapest als Student der Medizin einschreiben, aber wegen Problemen die Augendiagnose betreffend, ging er Ende 1863 nach Wien. Auch in Wien hatte er mit vielen Feinden zu kämpfen. Am 06.07.1868 promovierte er zur Großen Heilkunde. 1869 ließ er sich in Budapest nieder. Er übte samstags seine Praxis aus, kostenlos für die Armen.

1873 erschien seine erste Broschüre mit dem Thema Irisdiagnostik. Im Jahre 1880 erschien seine berühmte Veröffentlichung über das Gebiet der Natur und Heilkunde, »Die chronischen Krankheiten« des Ignaz v. Péczely, Arzt, Heft 1, Anleitung zum Studium der Diagnose aus den Augen.

Ein Prioritätsstreit zwischen Ignaz von Péczely und dem schwedischen Pfarrer Liljequist entbrannte, wer der Urheber der Irisdiagnose sei. Huter bekräftigte eindringlich, dass es von Péczely sei.

Péczely befasste sich auch als medizinischer Fachschriftsteller. In ungarischer Sprache liegen uns auch Manuskripte vor über Fingerdiagnose, sowie Schriften zum Thema Sex und Gesundheitskontrolle.

Peter Johannes Thiel, der sich intensiv mit dem Original beschäftigte, sagte: »Die eigentliche Entdeckung war, daß jedes Organ seine pathologischen Veränderungen in einem bestimmten Teil der Iris zum Ausdruck bringt.« Und an einer weiteren Stelle:

»Die Feldereinteilung, die sogenannte Lokalisation, die sich in einem bestimmten Orientierungsbild als Irisschlüssel gedächnismäßig einprägen läßt, war die große Entdeckungstat von Péczely.

Mit 60 Jahren ehelichte er eine 14 Jahre jüngere Frau, mit der er jedoch eine unglückliche Ehe führte. Diese Frau hatte Péczely nur wegen seines Reichtums geheiratet. In seinem Testament verfügte er, nicht neben seiner Frau begraben zu werden.

Am 12.07.1911, im 86. Lebensjahr ist er in Budapest gestorben.

Er wurde in Kirkomàron in Komitat Zala beerdigt.

Seit 1969 wird der Ignaz von Péczely-Preis an besonders verdiente Irisdiagnostiker verliehen.

Erdmann Emanuel Felke

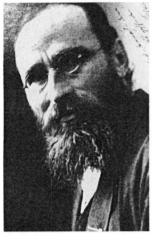 E. Felke wurde am 07.02.1856 als zweit-
ältester Sohn unter neun Geschwistern
geboren, und zwar in Kläden bei Stendal.
Am 20.08.1926 ist er in Sobernheim zu
Grabe getragen worden.

Die Diphtherie, eine Epidemie, die in
Cronenberg auftrat, war die Schicksals-
stunde für den weiteren Lebensweg von
Pastor Felke.
Von dieser Zeit an behandelte er als Pfarrer kranke Menschen. Da er mittlerweile
von vielen kranken Hilfesuchenden in
seiner Gemeinde in Cronenberg um Rat
gefragt wurde, wollte er eine ruhigere Pfarrstelle annehmen; und dies
war dann hier am Niederrhein in Repelen.
Der Lehmpastor, wie er genannt wird, wandte sich 1900/1901 der
Diagnose aus der Iris, oder Regenbogenhaut genannt, zu.
Felke verdankte die Methode dem Ungarn Ignaz von Péczely und
dessen Schüler. Es war sein schwedischer Kollege Pfarrer Liljequist.
Felke gelangte auf dem Gebiete der Augendiagnostik zu einer un-
glaublichen Meisterschaft. Man sagt ihm nach, er könne aus Beschaffenheit und Funktionen der Iris gegenwärtige und frühere Erkrankungen mit Sicherheit erkennen.
Viele Irisforscher, wie z. B. Deck und Angerer, berufen sich auf Pastor Felke. Die Bedeutung Felkes als Vertreter der Irisdiagnose als
volkstümlicher und doch sachlich fundierter Interpret ist nicht ein-
zuschätzen.
Felke untersuchte seine Patienten nicht klinisch, er betrachtete sorg-
fältig die Augen und die Iris.
Die Augendiagnose, die viel umstrittene, die immer als das Werk
von Pfuschern und Laien hingestellt wird, hat im Jahre 1909 durch
den grossen Felke-Prozess vor dem Landgericht in Krefeld gegen
Pastor Felke viel von sich reden gemacht.

1912 wurde Felke durch kirchliche Behörden nahegelegt, seinen Pfarrberuf aufzugeben.
Felke tat dieses auch.
1916 siedelte er wieder nach Sobernheim. Dort wirkte er als freischaffender Heilpraktiker.
Die Stadt Sobernheim trägt seinen Namen, die Felke-Stadt. Sie ernennt ihn auch zum Ehrenbürger. Als erster deutscher Augendiagnostiker ist Felke in die Geschichte der Heilpraktiker eingegangen.
Hier treibt er weiter die Studien der Iris und der Augendiagnose voran.

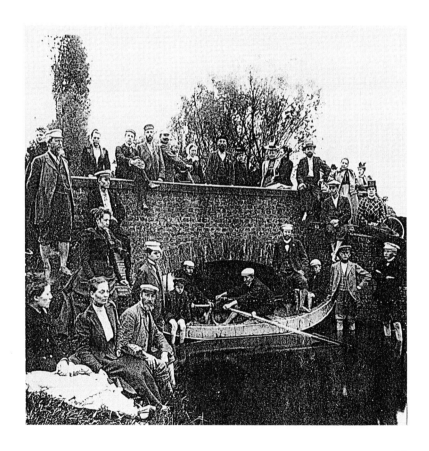

Er erkannte, dass ebenso wie der Fingerabdruck zur Identifizierung von Menschen dient, die Fotographie der Iris auch zur Erkennung bestimmter Persönlichkeiten dienen könnte.
Wir können Felke wohl mit Recht als den bedeutendsten Heilpraktiker unseres Jahrhunderts nennen.
So individuell ist die Augendiagnose.

Daß ich hier in Repelen, im Altkreis Moers, an dieser Stelle des wohl größten bahnbrechenden naturheilkundigen Pastors Erdmann Emanuel Felke gedenken darf, ist mir eine besonders große Freude, denn Felke war und ist für uns Homöopathen, für alle biologisch denkenden Mediziner und Irisforscher ein bedeutender Vorkämpfer für die Augendiagnose.

Originalzeichnung von Pastor Felke

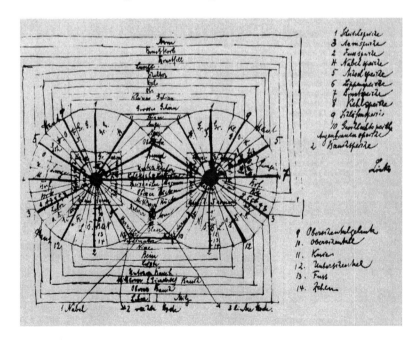

Der Felke-Prozeß

Felke war Heilpraktiker im wahrsten Sinne des Wortes, mehr noch als Prießnitz, Kneipp, Schroth oder Rickli.

Durch die großartige Beherrschung der Augendiagnose konnte er ohne Umwege rasch und sicher Krankheitsursachen erfassen. Allerdings gab es auch unter seinen Patienten solche, die seine Anweisungen nicht oder nur unvollständig befolgten.

So kam es, daß ein junger Mann, der Felkes Anweisungen mißachtete, eine Blinddarmentzündung verschleppte und an den Folgen bei der Operation verstarb.

Dieser Vorfall war die Gelegenheit für die Medizinalbehörde, gegen Felke vorzugehen.

Sie strengte 1909 einen Prozeß wegen fahrlässiger Tötung gegen Felke an.

In der Geschichte der Naturheilkunde wurde es der berühmteste Prozeß seiner Zeit.

Es war das königliche Landgericht Kleve, welches zu klären hatte, ob Felke fahrlässig gehandelt hatte. Nachdem die Gegner Felkes seine Heilkunst von A bis Z verurteilten, die als Sachverständige vernommenen Ärzte sich widersprachen, waren es schließlich die Experten, die sich zum »Lehmpastor« bekannten, die für den Freispruch ausschlaggebend waren.

So beschwor der leitende Arzt des Repelener Jungborns, daß ihn, bisher ein Gegner der Augendiagnose, die Erfolge bei Tausenden von Patienten eines Besseren belehrt hatten.

Er sei der Überzeugung, am Tag der Untersuchung durch Pastor Felke lag keine Blinddarmentzündung bei dem jungen Mann vor.

Ein weiterer Zeuge, ein Jurist, pries die Felkesche Heilweise, die in der ganzen Welt bekannt war, so dass Personen aus allen Erdteilen, von der unteren Volksschicht, vom kommandierenden General aufwärts bis zu Personen aus der direkten Umgebung seiner Majestät, Felkes Beistand suchten. Selbst Pater Pius X. (1903–1914) hat ihm seine Anerkennung dadurch bewiesen, dass er ihm sein Bild mit Widmung schickte.

Als am Abend das Gericht den Freispruch verkündete, brach großer Jubel im Zuhörerraum aus.

Doch Ruhe hatte Felke noch lange nicht. Nachdem er von Januar 1909 bis März 1909 in Amerika weilte, um dort eine große Naturheilanstalt einzuweihen und die Ärzte dort in seine Methode einzuführen, legte unterdes die Staatsanwaltschaft gegen das Urteil des Klever Landgerichtes Revision ein.

So kam es am 05. Juni 1909 zur Verhandlung vor dem Reichsgericht Leipzig. Tatsächlich wurde das Urteil auf Antrag des Reichsanwaltes aufgehoben und die Sache an das Landgericht Krefeld verwiesen. Aber auch dort wurde fünf Monate später folgendes Urteil verkündet: »Der Angeklagte wird freigesprochen«.

Was hatten die Gegner Felkes für Anstrengungen unternommen, um ihn verurteilt zu sehen!

Mit ihm wollten sie vor allem die ihnen verhasste Augendiagnose treffen, in der Felke ein Meister war. Drei Stunden lang stellten sie Felke Patienten vor, von denen er nur deren Augen untersuchen durfte. Kein Arzt hätte sich darauf eingelassen. Selbst Felke untersuchte ja nicht nur mittels Augendiagnose, sondern erhob eine Anamnese im Sinne des Homöopathischen Krankenexamens. Außerdem schaute er sich seine Patienten ganz genau an heute würde man vom »klinischen Blick« sprechen. Doch während seines Prozesses durfte er nun nichts von alledem. Den ihm vorgestellten Patienten wurde sogar das Gesicht soweit verbunden, dass nur noch die Augen zu sehen waren. Trotz alledem schaffte Felke es, einen hohen Prozentsatz richtiger Diagnosen zu stellen, was von seinem großartigen Können zeugte.

Der Prozeß konnte Felkes Anhänger nicht davon abhalten, ihn weiterhin zu konsultieren. Im Gegenteil, der Zustrom wurde so groß, daß sich Pastor Felke 1912 entschloß die Ausübung seines geistigen Amtes niederzulegen und sich ausschließlich der Heilkunde zu widmen.

Pfarrer Nils Liljequist
1851 – 1936

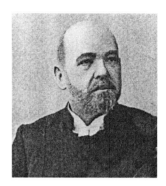

Mitentdecker der Irisdiagnose.
Zur gleichen Zeit wie Pèczely lebte in Schweden ein Pastor namens Liljequist, der sich zunächst unabhängig von v. Pèczely Untersuchungen der Iris widmete.
Er besuchte von Pèczely in Ungarn und nahm einige Korrekturen an der Lokalisationstafel vor.
In seinem erschienenen Buch »Diagnose aus dem Auge« berichtete er über eigene Erfahrungen. Seine Korrekturen betrafen in erster Linie die Rippenlokalisationen sowie die Projektion der Geschlechtsorgane auf die Iris. Im übrigen fand er eine Übereinstimmung hinsichtlich der Organeinteilung mit von Pèczely.
Doch auch Liljequist wurde, wie viele andere Iridologen, dem Vorwurf der Quacksalberei und der Verfolgung durch die Behörden ausgesetzt.
Jahrelang prozessierte er mit Erfolg. Er wurde vollständig freigesprochen und die schwedische Staatskasse musste die Gerichtskosten übernehmen.

»Wenn das Auge ein Schalk ist,
so wird dein ganzer Leib finster sein.«
(Matt. 6:22)

Magdalene Madaus

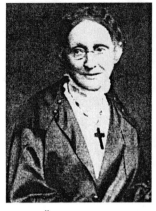

Magdalene Madaus wurde am 12. Juni 1857 als Tochter eines Goldschmieds in Magdeburg geboren.

Sie heiratet Heinrich Madaus, der Pastor einer altlutherischen Gemeinde war. Magdalene Madaus hatte eine schwächliche Gesundheit. Daher kam wohl ihre Neigung zur Naturheilkunde.

Pastor Felke war ihr Behandler, er machte großen Eindruck auf sie; sie konnte bei ihm assistieren.

Sie eröffnete eine Praxis in Radavormwald; Ärger mit der Kirchenbehörde veranlaßte sie, ihre Praxis zu verlegen.

Sie behandelte um 1902–1903 mit der Elektro-Therapie, wie auch schon Pastor Liljequist und Anderschou.

1906 entstanden die ersten Komplexmittel und es folgte ein eigenes Laboratorium.

Ihre Zeitschrift aus dem Jahre 1924 »Iris-Correspondenz« erklärt, wie durch Frau Magdalene Madaus die Komplexmittel aus homöopathischen Einzelmitteln geschaffen wurden die Oligoplexe. Es waren die ersten Komplexmittel ihrer Art überhaupt. Ein weiteres Buch, das sie 1916 veröffentlichte, war das »Lehrbuch der Irisdiagnose«, das unter anderem auch Phenologie, Physiognomik und Handdiagnostik abhandelt.

Sie erlitt Anfeindungen von Iridologen, die aus ihrer Kunst ein Geheimnis machen wollten und keine Therapievorschläge wie Frau Madaus mit ihren Oligoplexen. Zum Beispiel wurde ihr Verhältnis zu Heinrich Hense (Heiler) durch das Erscheinen ihres Buches sehr gestört, weil nun die Mittel an jeden geliefert werden konnten. Hense selbst hielt sein Buch streng geheim.Frau Magdalene Madaus hielt in ganz Deutschland Vorträge. Immer hatte sie überall volle Säle.

Heftige Diskussionen gab es mit P. J. Thiel, ebenfalls Irisforscher, über die Topographie. Frau Madaus nahm Abschied von Peter Johannes Thiel mit den Worten: »Es gibt ein Hühneraugenpflaster Lebewohl.« Frau Madaus war in ihrer Kritik sehr geradeaus.

Das Wort von Frau Madaus hat auch heute noch nicht an Bedeutung verloren; dies ist auch das Verdienst ihrer Tochter Eva Flink. Frau Magdalene Madaus starb am 03. Januar 1925.

Peter Johannes Thiel
1864 – 1948

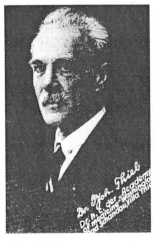

Peter Johannes Thiel war eine ganz eigenartige Persönlichkeit. Sehr von seiner Sendung überzeugt und doch immer wieder von Minderwertigkeitsgefühlen geplagt. Stets der Ansicht, daß sein Werk nicht genügend anerkannt würde, nennt er sich selber den »Märtyrer der Augendiagnostik«.
Prioritätsansprüche und damit verbundene Angriffe auf Kollegen, die er aber nie als solche bezeichnete, waren die Folge. Alle anderen Iridologen waren Laien.
Die Pupillendiagnose ist als erstem Forscher Thiel zuzuordnen.
Im Jahre 1925 empfing Peter Johannes Thiel von der »Academy of Medicine« in Washington die Verleihung des Titels »Doctor of medicine«.

In der Irisdiagnose hatte er eine eigene Einteilung in drei Systeme, die wie folgt aussah:
• Der ungarische Homöopath Ignaz von Péczely
• Der schwedische Pastor Liljequist
• Der deutsche Johannes Peter Thiel, Dr. h. c.

Auch um die Farbfotographie hat sich Thiel bemüht.

Das genaue Datum seines Todes kann nur geschätzt werden; man vermutet, dass er 1948 in Dresden starb.

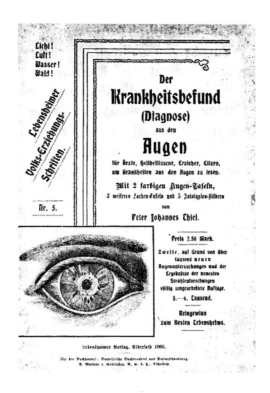

Titel der ersten und zweiten Auflage seines Buches

Organtafeln, auf denen Thiel die Topographien von Pèczely, Liljequist mit seiner eigenen verglich:

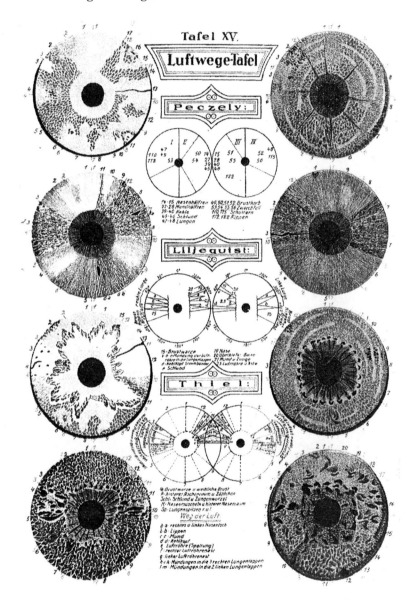

Hier sehen wir die Beziehungen der Körperstellen zu den Sektoren der Topographie:

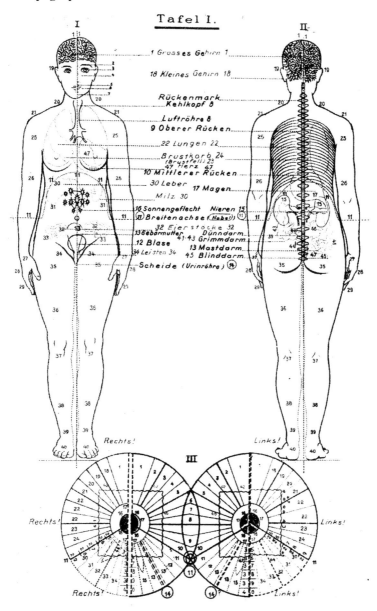

Tafel I.

Iristafel nach Johannes Thiel, auf der eine feinere Gliederung in Felder, Segmente, Sektoren noch nicht stattfand (ca. 1935).
Die zirkuläre Randteilung in Stunden bzw. Minuten gilt als überholt und wird heute in 360 Winkelgraden angegeben.

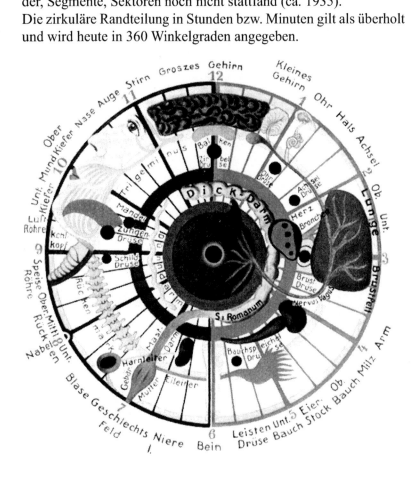

12: Scheitelspeiche	9-3: Brustspeiche
6: Beinspeiche	3-9: Kehlspeiche
8-4: Armspeiche	11-1: Schläfenspeiche
4-8: Nabelspeiche	5-7: Geschlechtsspeiche
12-2: Achselspeiche	1-11: Augenbrauenspeiche
2-10: Lippenspeiche	7-5: Bauchspeiche

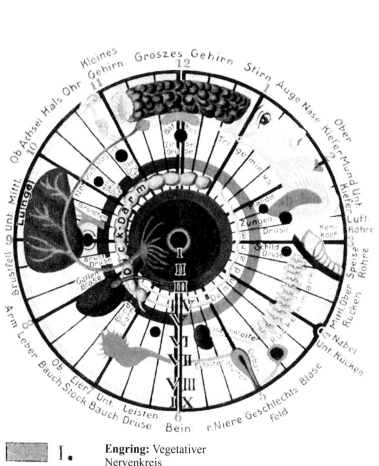

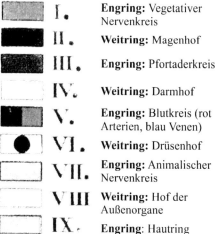

	I.	**Engring:** Vegetativer Nervenkreis
	II.	**Weitring:** Magenhof
	III.	**Engring:** Pfortaderkreis
	IV.	**Weitring:** Darmhof
	V.	**Engring: Blutkreis** (rot Arterien, blau Venen)
	VI.	**Weitring:** Drüsenhof
	VII.	**Engring:** Animalischer Nervenkreis
	VIII	**Weitring:** Hof der Außenorgane
	IX.	**Engring:** Hautring

Heinrich Hense

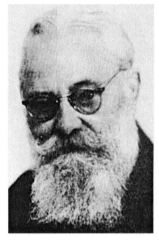

Heinrich Hense wurde am 21.02.1868 geboren.

Er wurde Gründer des Thorraduranwerkes Hüls bei Krefeld. Von Pastor Felke wurde er in die Grundlagen der Augendiagnostik eingeführt. In minuziöser Kleinarbeit widmete er sich der Topographie der Iris und erreichte, was man zu seiner Zeit überhaupt erreichen konnte.

Als einer der ersten hat er Iris-Fotos angefertigt und sogar zum erstenmal stereoskopische Schwarz-Weiß-Bilder angefertigt.

Er starb 1955 im Alter von 87 Jahren.

Heinrich Hense hat im Jahre 1909, als der große »Krefelder Prozeß« um Pastor Felke und die Augendiagnose lief, seine Vorstellungen über die Ganzheitsmedizin bzw. über die Ganzheitsbehandlung erstmalig veröffentlicht. Sein »Heilsystem Truw« ist in der Folgezeit mehrmals neu aufgelegt worden und hat bis heute nichts an Aktualität verloren. Heute wird es als standesgemäß angesehen. Jetzt erkennen wir ähnliche Gedanken, um einige Wissenschaftler zu nennen, z. B. Speransky, Selye, Hunecke, Hübotter, Reckeweg u.a.m.

Mit Bewunderung kann man feststellen, wie Hense eine Synthese zwischen humoral-pathologischen Gedankengut, Virchow'scher Zellularpathologie und Neuraltherapie voraussah.

Aufgrund dieser Gedankenallianz fand Hense als Hahnemann-Anhänger sein Komplex-Heilsystem Truw. Hense hat sein vorzügliches Werk beherrscht und mit seinen Prinzipien zu einer Ganzheitstherapie uns überliefert. Bei den Truw-Composita dürfen niemals die Ideen Heinrich Henses außer acht gelassen werden.

Hense bevorzugte in seiner Einteilung der Iriden die radiäre Anartung. Hense hat uns eine Iris-Orientierungstafel hinterlassen, kleinere Abweichungen voneinander sind festzustellen, sie sind aber unbe-

deutend (bei J. Deck und Pastor Liljequist liegen keine prinzipiell unterschiedlichen Auffassungen vor).
Heinrich Henses Überlegungen wurden wesentlich beeinflußt durch die Ideen des Altonaer Arztes Dr. Kreidemann, die in sein Heilsystem Truw aufgenommen wurden.

Im Hense-Heilsystem Truw spielen sternenförmige Gebilde eine wesentliche Rolle.
Hense hat uns vier Orientierungstafeln hinterlassen und zwar aus dem Buch »Heilsystem Truw«:
Tafel 1 – Organtafel
Tafel 2 – Nervenkreislauf
Tafel 3 – Zusammenfassung 1 und 2
Tafel 4 – Orientierungstafel verkleinert

Die Iris-Tafel nach Hense unterscheidet sich von anderen augen-diagnostischen Orientierungshilfen dadurch, daß man auf ihr außer der allgemeinen topographischen Einteilung noch eine über diese gelegte, geometrische Feldereinteilung findet.
Hense war ein Praktiker. Er betonte dies in allen seinen hinterlegten Aufzeichnungen – weit über der Theorie steht die Praxis.
In seinen langjährigen Erfahrungen Arbeit, Kämpfen und Praxis hat er uns dies weitergegeben. Er schuf die Regel: Nicht ein einzelnes Organ soll behandelt werden, sondern der Mensch als Ganzes.
Die tragenden Säulen von Heinrich Henses Werk, wie Komplex-system, Augendiagnose und Kreidmanns Leben vom Nervenkreislauf und von den chronischen Krankheiten, werden unverfälscht Geltung haben.
Henses Konzept hat sich bewährt und lebt weiter.

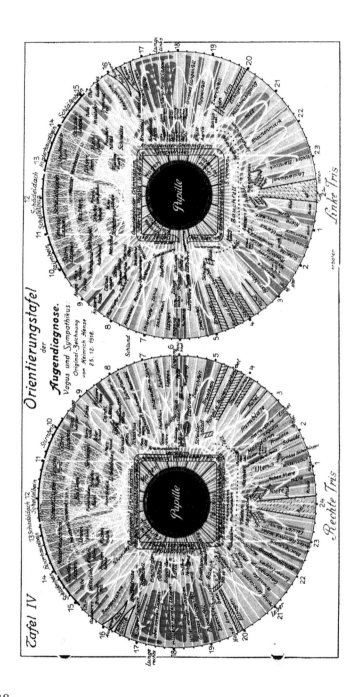

38

Dr. phil. Rudolf Schnabel

Rudolf Schnabel wurde am 02.01.1882 in Köln geboren.
Seit seinem fünften Lebensjahr litt er an einer schweren Krankheit, die ihn später veranlaßte, sich näher mit der Naturheilkunde zu beschäftigen.
Zunächst wurde Schnabel Erzieher; ihn zog es aber immer wieder zur Medizin.
Als 22jähriger konnte er ein seit langem gelähmtes Kind heilen und verschaffte sich damit Anerkennung in weiten Kreisen. Schließlich studierte Schnabel in Zürich Naturwissenschaften.
Er zog nach München, wo er als Forscher und Privatlehrer das Laboratorium für angewandte ophthalmologisch-physiologische und diagnostische Hilfswissenschaft gründete. Sein erfolgreiches Wirken brachte ihm Anerkennung durch Kollegen und Ärzte ein, sowie mehrere Doktortitel ausländischer Universitäten.
Mehrere Bücher wurden veröffentlicht; »Das Auge als Gesundheitsspiegel«, »Die Pupillendeformation« und andere mehr.
Rudolf Schnabel starb am 06. Juni 1952.

Eva Flink

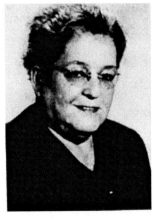

Eva Flink, die Tochter von Magdalene Madaus, geboren am 03.07.1886 in Fürth/ Saargebiet, führte das Werk ihrer Mutter fort und baute es weiter aus. Sie war seit 1925 Leiterin des Lehrinstitus, gab die 3. Auflage des Lehrbuchs für Augendiagnostik von Frau Madaus heraus. 1937 folgte das Handbuch der Irisdiagnostik Struck-Flink und sie war langjährige Schriftleiterin der »Iris-Correspondenz«. In Vorträgen und Kursen verstand sie es, Heilpraktiker, an der Naturheilkunde interessierte Ärzte und die eigenen Mitarbeiter zu überzeugen.

Ihre Kurse dauerten drei Monate. Eva Flink erreichte auf dem Gebiet der Augendiagnostik eine solche Fertigkeit, dass es ihr ähnlich wie Felke gelang, die notwendige Therapie direkt aus der Iris des Erkrankten abzulesen.

Der Begründer des »Uslarer Kreises« war Hospitant bei Eva Flink.

Eva Flink starb am 18.09.1959.

Ernst Hugo Kabisch

Ernst Hugo Kabisch lernte Eva Flink in
»Flinks Lehrinstitut System Madaus« in
Dresden-Striesen kennen und gehörte
von 1928 – 1930 zu ihren Schülern.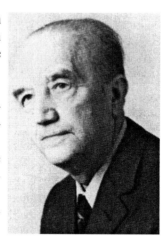

Ernst Hugo Kabisch gebührt das Verdienst, die Irisdiagnose in ein bestimm-
tes System gebracht zu haben.
Er gab als erster Irisdiagnostiker eine
Pigmenttafel heraus, die von grundle-
gender
Bedeutung wurde für alle, die diese diagnostische Methode anwandten.
Sein Wunsch war es, die gesammelten
Erfahrungen und die in einem reichen, der Heilkunde gewidmeten
Leben gewonnenen Erkenntnisse den Kollegen und Kolleginnen
zugänglich zu machen. Zunächst entstand ein loser, jedoch sich bereits zusammengehörig fühlender Interessenten- und Arbeitskreis.
Hieraus entstand der »Uslarer Kreis«, der seine Bedeutung bis heute
nicht verloren hat. Jahr für Jahr versammeln sich hier Menschen, die
es als ihre wichtigste Aufgabe betrachten, den kranken Mitmenschen
zu helfen. Sie kommen nach Uslar, um über ihre Erfahrungen zu
berichten und von Kollegen zu lernen.

41

Alfred Maubach

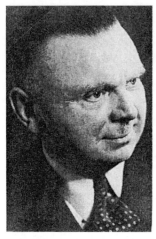 Alfred Maubach wurde am 09.05.1893 in Uerdingen am Niederrhein geboren. Er war als Augendiagnostiker seit 1919 in Krefeld tätig und praktizierte dann in Stuttgart.
Der Schwerpunkt seiner Arbeit lag hauptsächlich in der Anwendung der Irisdiagnostik und seiner theoretischen Untermauerung.
Maubach ist auch Schüler von Felke gewesen. Er arbeitete mit dem Hornhautmikroskop und entwickelte die Irisfotographie der Übersichtsaufnahmen.
1952 erschien sein Buch »Augendiagnostik als Konstitutionsdiagnostik«. In seinem Buch berichtete er, dass er mit 16 Jahren die Topographie von Felke im Kopf hatte und seine erste Diagnose stellen konnte.
Sein Werk enthielt 8 topographische und 64 farbige Tafeln sowie 12 einfarbige Abbildungen. Dieses Buch mit dem Titel »Frühdiagnostik und Differential-Diagnostik« ist im Haug & Cie-Verlag in Salgau erschienen. Antiquarisch ist es eine Seltenheit und sehr schwer zu finden.
Maubachs Bruder teilte mit, daß nach dem Tode von Alfred Maubach (1954) sein umfangreiches Archiv nicht zu vererben war, da die Irsiverlage mit dem Schriftlichen nicht übereinstimmten.
Nach dem Kriege, 1950 wurde Maubach zum Präsidenten des »Internationalen Forschungskreis für Augendiagnostik« berufen.

Josef Angerer

Josef Angerer wurde am 26.06.1897 als Don José Angerer, als dritter in Passau geboren. Er war eines von sieben Kindern, die Familie lebte in Passau.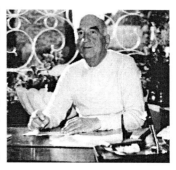
Im Alter von 3 1/2 Jahren erblindete der Junge. Er besuchte das humanistische Gymnasium in Passau. 1927 bekam er am dortigen Gymnasium ein Matura-Zeugnis, Note 1.
Er studierte vier Semester an der philosophischen-theologischen Hochschule und später ging er zum Studium nach München, wo er Philosophie, Theologie, Chemie und Biologie studierte.
Nach dem Studium wurde Josef Angerer Kaplan im Bayrischen Wald, später Priester im Passau. Hier kam er durch seine Schwester in Kontakt mit Dr. Rudolf Schnabel, der ihn von seiner Erblindung heilte. Hier wendete sich das Leben eines blinden Seelsorgers zum Heiler und Augendiagnostiker, sicherlich wäre er sonst wohl Seelsorger geblieben.
1934 beschließt er, auf die Heilpraktikerschule in Passau zu gehen. Dort eröffnet er 1938 seine erste Praxis. Der Krieg geht auch nicht an Josef Angerer vorbei.
Er wird 1942 in den Wehrmachts-Sanitätsdienst eingezogen. Nach dem Kriege arbeitet er als Dozent an der Heilpraktikerschule in München, und zog 1953 auch dorthin. Im Stadtteil Nymphenburg macht er dann seine eigene Praxis auf.
Josef Angerer ist als eine außergewöhnliche Persönlichkeit zu bezeichnen. Er hat richtungsweisende Akzente in der Geschichte der Naturheilkunde gesetzt. Angerer ist ein großer Lehrer der Heilkunst für eine ganze Generation.
Josef Angerer verfügte über die Kraft des Charismas der heilenden Hände. Er hatte zudem die seltene Fähigkeit, das in ihm Angelegte geistig zu durchdringen und in eine gedankliche Ordnung, einen »Kosmos« zu bringen. Die griechischen Philosophen nennen seine

geistige Disziplin und seine Übung Askese. Schon bei Hippokrates wurde gefordert, daß Heiler »Diener des Lebens« sein sollten, und daher sei »Heilen« auch etwas »Heiliges«.

Bei Josef Angerer wird dieser enge Zusammenhang zwischen dem Wesen des Arztes und des Priesters deutlich spürbar. Angerer hatte bei seinen Patienten stets Zeit für ein Zuhören und für das Eingehen auf die Leiden und Sorgen anderer. Eine Fülle von Vorträgen, Büchern und Fachbeiträgen hat er hier niedergelegt. »An seinen Werken erkennt man den Meister«, heißt es beim französischen Dichter »Jean de La Fontaine«.

Angerer war ein Mensch mit universeller Bildung, ein pädagogisches Talent. Er suchte immer nach Harmonie. Die guten Werke des verstorbenen Altmeisters Angerer der Naturheilkunde, insbesondere der Augendiagnostik sind ungezählt.

Aufgrund seines Wissens uns seiner Therapieerfolge fand Angerer als einer der wenigen auch Anerkennung in Wissenschaft und Schulmedizin.

1954 bis 1964 war Josef Angerer Präsident der ehemaligen Deutschen Heilpraktikerschaft e. V. Er erhielt folgende Würdigungen:

1954 Verleihung des Professorendiploms durch das Kolleg für iridologische Phänomenologie
1955 Aufnahme als Mitglied in der International Society of Neuropathic Physicians
1965 Verleihung der Ehrendoktorwürde der Internationalen Freien Episcopal Universität von London
1969 Dr. Phil. St. London Nr. 15
1971 Verleihung des Bayrischen Verdienstordens
1977 Verleihung des Großen Bundesverdienstkreuzes 1. Klasse Ehrung Josef-Angerer-Schule, München
1984 Weihung und Ernennung zum Kanonikas Esztergon Verleihung der Willi-Schmidt-Medaille in Gold
1987 wird ihm und seinem Werk zu Ehren der Josef-Angerer-Preis von der Firma Magnet-Activ GmbH installiert, er soll die Jugend anregen, im Sinne Josef Angerers weiter zu forschen, im Sinne einer ganzheitlichen Medizin und das oberste Gebot eines jeden Heilers einzuhalten, dem Kranken zu helfen.

44

Der Publizist Angerer veröffentlichte zahlreiche Artikel (Beiträge in Fachzeitschriften und Kongreßschriften) und Bücher.

Besonders zu erwähnen ist das »Handbuch der Augendiagnose und Topographie«, Iridiologische Reflexzonen (Farbtafel), Verlag Tibor Marcell, München.

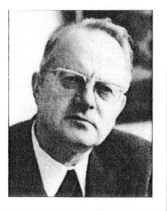

Grußwort Seiner Exzellenz Matthias Defregger

Weihbischof

Im Psalm 89 lesen wir: „Unser Leben währt 70 Jahre, und wenn es hochkommt, sind es 80."

Diese vom Psalmisten gesetzte Höhenmarke des Lebens hat unser verehrter Herr (Professor Dr. h. c.) Josef Angerer in staunenswerter körperlicher Kondition und im Vollbesitz geistigseelischer Spannkraft erreichen dürfen.

Über den Kreis seiner engsten Vertrauten, Mitarbeiter, Kollegen und Freunde hinaus — ich schätze mich glücklich, zu den letzteren mich zählen zu dürfen — nimmt eine große, ja unabsehbare Zahl von Mitbürgern in Stadt und Land in Freude und Dankbarkeit herzlichen Anteil an diesem hohen Geburtstag eines hochgeschätzten, weil wahrhaft hochverdienten Menschenfreundes.

Seit Jahrzehnten wirkt Josef Angerer als Heilpraktiker in unserer Münchener Stadt, in die er, der damals junge Priester der Diözese Passau, zu unserem Glück gekommen ist. Seitdem dient er mit seinem ärztlichen Charisma ungezählten Menschen, die sich ihm anvertrauen und auf ihn bauen.

Wenn auch ich mich als Gratulant zu Wort melde, dann nicht nur als persönlich dankbarer Patient und im Namen so mancher Familienangehöriger; dann darf, ja muß ich mich in dieser Stunde auch zum Sprecher einer unübersehbaren Schar von Ordensschwestern, Ordensbrüdern und priesterlichen Mitbrüdern machen, denen unser hohes Geburtstagskind mit seiner sicheren Diagnose und mit seiner engagierten therapeutischen Fürsorge wieder „auf die Beine geholfen hat"; und dies oft genug in ganz entscheidender, ja in lebensrettender Weise. Viele von ihnen sind unter den heilenden Händen Angerers in ihrem beruflichen Auftrag gestärkt und wiederbestärkt und so ihren geistlichen Gemeinschaften oder dem Presbyterium nicht nur erhalten, sondern mit erneuerter Kraft und Zuversicht zurückgegeben worden.

Dafür weiß sich auch die Leitung unserer Erzdiözese dem Jubilar zu aufrichtigem Dank verpflichtet, der in einem von Herzen kommenden Glück- und Segenswunsch Ausdruck finden will.

Keiner, der je als Freund, als Patient, als Weggefährte in den Bannkreis Josef Angerers treten durfte, hat sich der starken und so ermutigenden Ausstrahlung seiner Persönlichkeit entziehen können und entziehen wollen. Von Paracelsus soll das tiefe Wort stammen: „Alle Arznei kommt von der Liebe." Damit ist wohl der tiefste Grund angesprochen, der alle ärztliche Kunst und Wissenschaft, der alles Helfen und Heilen zum Charisma, zu einer Gnadengabe erhebt. Ist doch diese Liebe zum kranken, zum heilungssuchenden Menschen ein Abglanz der Liebe des göttlichen Arztes Jesus, der sich dem langjährig und hoffnungslos darniederliegenden Menschen ganz und zugewendet hat mit der liebevollen Frage: „Willst du gesund werden?" Hier stoßen wir vor zum tieferen Grund, der die großen Heilerfolge unseres Jubilars zu erklären vermag.

„Unser Leben währt 70 Jahre, und wenn es hochkommt, sind es 80." Wir alle hoffen, wünschen und beten, daß unser verehrter lieber Jubilar noch viele gute Jahre auf seiner Bahn weiterschreiten und aus dem reichen Schatz seiner Erfahrung als Forscher, Lehrer und Praktiker der Naturheilkunde auch weiterhin noch vielen, vielen Menschen helfen, ihre Dankbarkeit verspüren und so die tiefste Erfüllung seiner Berufung erfahren darf. So rufen wir ihm ein kräftiges „Ad multos annos — auf noch viele glückliche Jahre" zu und schließen mit der hoffnungsfrohen Zuversicht, die einen weisen Papst Leo XIII. an seinem 90. Geburtstag zu seinen Gratulanten, die nach seiner Meinung die ihm noch zugewünschten Lebensjahre zu knapp zu bemessen schienen, mit feinem Humor sagen ließ: „Wir wollen der Barmherzigkeit Gottes doch keine Grenzen setzen!"

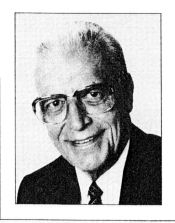

Grußwort
Dr. Franz Heubl
Präsident des Bayerischen Landtags

Die Lebensbahn Josef Angerers
fügt sich nun zu einem Oktogon, dem
alten Symbol des Vollkommenen.
„Vollkommenheit muß das Ziel jedes
wahren Künstlers sein", hat der geniale
Ludwig van Beethoven einmal gesagt.
Dies gilt nicht nur für das Geschenk der
Musen, sondern ebenso für die Gabe
des Heilens. Denn jede Heilung ist
auch eine schöpferische Tat des Heilenden, auch wenn sie letztlich menschlich, also vergänglich
bleibt. Das Kreative, von innen heraus Strahlende ist eines der Wesensmerkmale von Josef
Angerer, das mich seit unserer ersten Begegnung in seinen Bann gezogen hat. Es hat sich nicht
von selbst eingestellt. Zu dem „Talent", das der Schöpfer zuteilt, hat er ihm die Fähigkeit
verliehen, es in einem ständigen Prozeß des Reifens zu vervollkommnen. Nur wenn an die Seite
eines profunden Könnens ein klares Wollen tritt, gelingt Großes und Gutes. Josef Angerer
verfügt über die Kraft des Charismas der heilenden Hände. Aber er nützt sie nicht allein
intuitiv, das heißt wörtlich aus dem Augenblick des „Anschauens" aufbrechend. Er hat zudem
die seltene Fähigkeit, das in ihm Angelegte geistig zu durchdringen und in eine gedankliche
Ordnung, einen „Kosmos", zu bringen.

Dazu ist ein hohes Maß an geistiger Disziplin nötig, eine geistige Übung, die die griechischen
Philosophen Askese genannt haben. Sie schwingt im Lebensrhythmus von Josef Angerer mit,
sie kennzeichnet die Anspruchslosigkeit des äußeren Tagesablaufs, und sie prägt seine geistige
Haltung. Hippokrates und seine Schüler haben gefordert, der Arzt müsse Diener des Lebens
sein und daher sei Heilen auch etwas Heiliges. Bei Josef Angerer wird dieser
enge Zusammenhang zwischen dem Wesen des Arztes und des Priesters deutlich spürbar.

Krankheit braucht Zeit. Das wußten bereits die Ärzte zur Zeit der Pharaonen. Erst recht
brauchen sie die Kranken. Die innere Ruhe, die von Josef Angerer ausgeht, bewirkt, daß die
Ungeduld des gehetzten Menschen unserer Tage in seinen Räumen abfällt. Er nimmt sich die
Zeit für das Zuhören und für das Eingehen auf die Leiden und Sorgen anderer. Es ist sein
Geheimnis, wie er darüber hinaus die Muße findet, sein Wissen in einer Fülle von Vorträgen,
Büchern und Fachbeiträgen an die Allgemeinheit weiterzugeben. Die fachliche Fundierung der
Naturheilkunde, die Ausbildung und Fortbildung der Heilpraktikerschaft ist ihm ein ernstes
Anliegen. Auch das Heilpraktikersein muß erlernt werden. Können und Kennen bedingen sich
gegenseitig. Daher bedeutet es für Josef Angerer wohl die schönste Auszeichnung, daß sein
Name in der Heilpraktikerschule in München weiterlebt.

„An seinen Werken erkennt man den Meister", heißt es bereits beim französischen Dichter Jean de La
Fontaine. Die guten Werke des Altmeisters der Naturheilkunde Josef Angerers sind ungezählt.
Sein Geburtstag wird für viele ein Tag des dankbaren Erinnerns sein, denen er „ein zweites
Leben" ermöglicht hat. Auch ich reihe mich gerne in den Reigen jener ein, die Josef Angerer
ein herzliches Danke sagen möchten: für seine Freundschaft, für seine Weisheit, mit der er mich
an die Quellen der Ganzheitsmedizin herangeführt hat, für seine dienende Hingabe als
Sachverwalter und Interpret der überlieferten Medizin.

Ad multos annos,
mein lieber Freund Josef!

Dein

Franz Heubl

Hans Struck
1899 – 1963

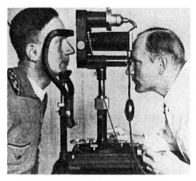

Der in Lägerdorf/Holstein geborene Altmeister Hans Struck gibt uns 1936 mit der Irisdiagnostik und Fotografie einen groß angelegten Überblick über Darstellung und Möglichkeiten der Irisfotografie. Struck war von Hause aus Elektrotechniker und setzte danach schon die Zeileissche Röhre ein.

Hans Struck (re.) vor seiner Zeiss-Kamera

Im Ersten Weltkrieg 1919 wurde er mit Dr. Erich Kuba bekannt gemacht, der in Itzehoe in seiner Praxis Hans Struck als Gehilfen einsetzte. Vorträge hielt er in ostholsteinischen Städten über Naturheilkunde und Augendiagnostik.

Um 1934 erschienen Artikel von Struck mit dem Titel »Praxis der Heilkunst« mit ausgewählten Diaaufnahmen.

Er entwickelte sich selbst aus Holz eine Lampe, eine Heimlampe mit einem Papptrichter, eine fokussierbare Lichtquelle für die Beleuchtung der Iris.

1927 lernte er Eva Flink kennen und es entstand durch die enge Zusammenarbeit das Buch der Irisdiagnose von Struck/Flink.

Später benutze Struck eine Apparatur von Zeiss in Jena. Auch Theodor Kriege besaß wohl ein Gerät. Struck war auch führend, was die Fortbildung für Heilpraktiker anbetrifft.

Die Iris(Augen)diagnose sollte Pflichtlektüre für den Heilpraktiker werden.

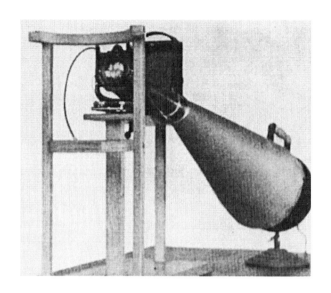

Die selbstgebaute Anlage von Hans Struck

Theodor Kriege

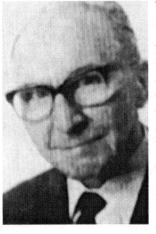

Theodor Kriege gehörte zu den ersten Schülern von Eva Flink und erlebte den Aufstieg der Augendiagnostik nach dem Ersten Weltkrieg unmittelbar mit.

Als Mitarbeiter von Eva Flink verfaßte er zahlreiche Aufsätze für die »Iris-Correspondenz« und wurde später Gründungsmitglied der »Internationalen Arbeitsgemeinschaft für Augendiagnostik«. Am wohlsten fühlte er sich im Kreise junger Leute, als ihr Lehrer oder Berater.

Die Irisfotographie begeisterte ihn so, daß er sich eingehend mit ihr befaßte und die Ergebnisse von Struck gemeinsam mit Lindemann weiterentwickelte.

Das Ergebnis war das Buch »Krankheitszeichen in der Iris«, ein zweites Buch folgte mit »Einführung in die Irisdiagnostik«.

Theodor Kriege starb 1971 im Alter von 77 Jahren.

Josef Deck

Josef Deck wurde 1914 in Ettlingen bei Karlsruhe geboren.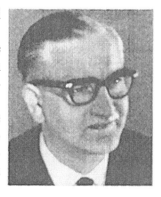
Nach dem Studium der Naturheilkunde widmete er sich ganz der Frage, wie man die Irisdiagnostik wissenschaftlich fundieren könne.
In den Jahren 1950 – 1956 führte er eine klinische Prüfung durch, die er im Auftrag von Prof. E. Volhard (Karlsruhe) gemeinsam mit dessen Oberarzt Dr. F. Vida durchführte.
Über die Ergebnisse hat Josef Deck ein Fachbuch geschrieben, das zum Standardwerk der Irisdiagnostik geworden ist.
Seit 1952 werden in Ettlingen die »Ettlinger Internationale Kurse für Irisdiagnostik« abgehalten.
1989 starb Josef Deck im Alter von 75 Jahren.

Dr. med. Anton Markgraf

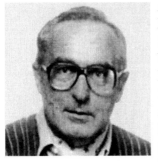 Anton Markgraf wurde am 19.08.1918 in Böhmisch Budweis geboren. 1938 studierte er an der deutschen Karls-Universität in Prag Medizin. Nach der Promotion arbeitete er als Landarzt. 1948 – 1952 folgte dann seine Zeit als Assistenzarzt am allgemeinen Krankenhaus in Bad Lauterberg/Harz mit vorwiegend chirurgischer Tätigkeit.

Im Februar 1953 läßt er sich als Arzt für Naturheilkunde nieder und übernimmt die ärztliche Leitung des Kneipp-Sanatoriums Feldmann/Gräfe in Bad Lauterberg.

1952 erste Kontakte zur Irisdiagnostik durch Herrn Dr. med. Meyer-Goslar.

Ab 1965 hielt er erste Vorträge, die später durch die Zusammenkünfte mit den Herren Angerer, Jaroszyk, Kabisch, Kriege, Lindemann und den Dres. Horst Herget, Nils Krack und Helmut Schimmel eine besondere Bereicherung und Vertiefung erfuhren.

Auch auf Grund der Tätigkeit am Kolloquium internationale in Wetzlar wurde ihm 1980 der Ignaz von Péczely-Preis verliehen.

Dr. med. dent. Herbert Tetenberg
1910 – 1985

Dr. med. dent. Herbert Tetenberg wurde am 04.05.1910 in Moers am Niederrhein geboren.
Mit 22 Jahren war er seinerzeit der jüngste Zahnarzt. Später, nach einigen Semestern des Medizinstudiums in Marburg, wandte er sich immer mehr der Naturheilkunde zu, im besonderen der Augendiagnose. Die Augendiagnose führte er wie einige seiner Vorbilder mit der Lupe durch. Als praktizierender Heilpraktiker und Augendiagnostiker richtete sich sein besonderes Augenmerk auf die Krebsfrühdiagnose.

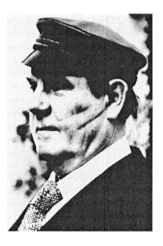

Jeder sechste zivilisationsbewußte Mensch stirbt an Krebs. Die Suche nach der einzigen Ursache der Geißel »Krebs« ist heute überholt. Es gibt wohl viele verschiedene Ursachen.
Was können wir tun? Vor allem, was können wir tun, um einen Krebs frühzeitig zu erkennen, so frühzeitig, daß wir noch vom Vorstadium eines Krebses oder Praecanzerose sprechen können?
Der Begriff Praecanzerose entstand gleichzeitig in den 50er Jahren in allen zivilisierten Ländern. 50% aller Lungen- und Magencarcinome werden erst diagnostiziert, wenn sie bereits Metastasen (Tochtergeschwülste) gebildet haben.
Auf der Tagung der Österreichischen Krebsgesellschaft in Salzburg wurde 1970 von einem teilnehmenden Arzt verlangt, daß jeder praktische Arzt bei jeder weiblichen Patienten – aus welchen Gründen sie auch in die Sprechstunde kommen würde einen Abstrich machen solle. Dann wäre z. B. das Zervixcarcinom (Gebärmutterhalskrebs) nahezu ausgerottet.
Die Ärzte und Heilpraktiker, die die Augendiagnose beherrschen, sind in der Lage, eine mutmaßliche Frühkrebsdiagnose zu stellen.

Man erkennt den Krebs oder Vorkrebs in der Iris an Pigmentverschiebungen in Verbindung mit gewissen Terrain-Veränderungen im betreffenden Organabschnitt.
Die Augendiagnose soll aber als ein zusätzliches Hilfsmittel zur Diagnosefindung betrachtet werden.

Zuverlässiges Mittel für eine alternative Diagnose

Seit den Chaldäern wird das Auge als ein Fenster der Seele und als Spiegel des Körpers betrachtet. Diese Auffassung ist später in vielen Kulturen anzutreffen.
Die Augendiagnose soll bereits vor Jahrhunderten den Jesuiten und Mönchen bekannt gewesen sein.
Es ist bekannt, daß die Klöster zu alten Zeiten die Kulturträger waren, und darum kann man ohne weiteres annehmen, daß sie über ein großes Wissen und geheime Wissenschaften verfügten.
Daß sie sich immer sehr schon aus ihrer religiös bedingten Nächstenliebe heraus mit der Heilkunst beschäftigten, weiß man.
Viele Päpste und Kardinäle waren bestimmt überzeugte und praktische Anhänger der Augendiagnose bzw. der Astrologie, allerdings der göttlichen Seite derselben, zum Beispiel Richelieu und Mazarin.
Doch erst durch Ignaz von Péczely (1822 -1911), der seit 1881 als Entdecker der Irisdiagnose gilt, wurde die Basis für die heutige Irisdiagnose geschaffen.

Der Heidelberger Arzt Dr. W. Lang wies 1954 Augenverbindungen von allen Teilen des Körpers zur Iris nach.

Diabetes kann ins Auge gehen

Ein über einen längeren Zeitraum schlecht eingestellter Diabetes kann zu einer Schädigung der Augen führen bis zur Erblindung. Die Durchblutung der Netzhaut ist dann gestört.
Die Gefäßwände werden dünn und es bilden sich kleine Säckchen, die aufbrechen und zu Blutungen im Auge führen können.
Der Augen-Mediziner kann hier durch Überprüfung des Augenhintergrundes eine Retinopathie feststellen. An ihnen läßt sich eine Mikroangiopathie am besten feststellen.
Hier ist auch der HbA1c-Wert in einem Labor von großer Wichtigkeit.

Mikroangiopathie	– Erkrankung kleinerer Blutgefäße, Kapillare und Arteriolen
Retinopathie	– Netzhautschaden
HbA1c	– Langzeitblutzucker
Laser	– scharf gebündelter Lichtstrahl mit relativ hoher Energie

Ein Laserstrahl ist ein gebündelter Lichtstrahl mit sehr hoher Energie. Mit diesem Lichtstrahl können punktförmige Gefäßschäden an der Netzhaut verödet und danach erfolgreich behandelt werden.

Senkrechter Durchschnitt durch die Augenhäute

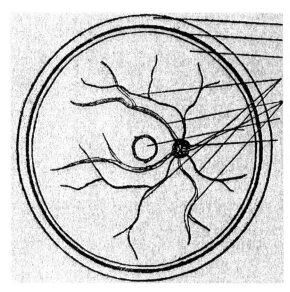

Weiße Augenhaut
Aderhaut
Netzhaut

Blutadern

Schlagadern
Gelbe Fleck

Blinder Fleck (Eintritt
d. Sehnervs)

Heidelbeeren stärken die Augen

Die heilenden Kräfte der blauen Beeren sind auf mehrere Inhalts-
stoffe zurückzuführen: das sind Karotonen, die Körperzellen gegen
Bakterien, aggressive Umwelteinflüsse und Stoffwechselgifte schüt-
zen.
Die Beeren stärken die Sehkraft, sind vorzüglich gegen Nachtblind-
heit anzuwenden, helfen in der Dämmerung und gegen grelle Schein-
werfer.
Die Netzhautzerstörung kann beim Diabetiker verhindert und ge-
hemmt werden.
Britische Piloten sollen durch Einnahme von Heidelbeerkonfitüre
nachts besser sehen können.

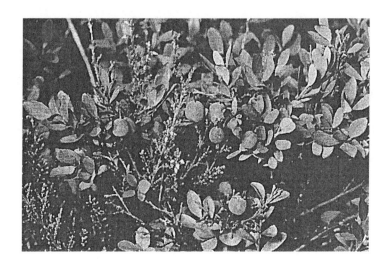

Heidelbeeren enthalten reichlich Vitamin C. Sie liefern aber auch Gerbstoffe, vor allem Tannin. Der Hauptwirkstoff der Heidelbeere ist das Anthcyan, bzw. Myrtilin genannt.
Dies ist als ein natürliches Antibiotikum einzustufen.
Weiterhin sorgt es für elastischere Blutgefäße und unterstützt die Blutbildung.

Das menschliche Skelett

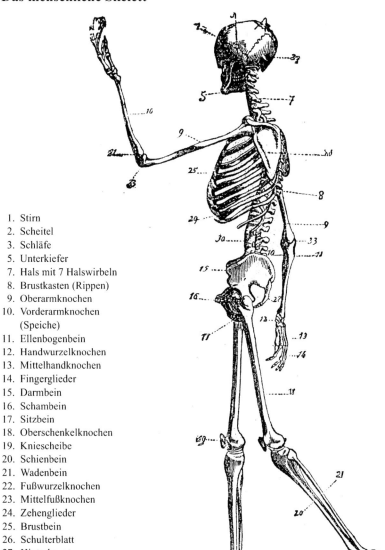

1. Stirn
2. Scheitel
3. Schläfe
5. Unterkiefer
7. Hals mit 7 Halswirbeln
8. Brustkasten (Rippen)
9. Oberarmknochen
10. Vorderarmknochen
    (Speiche)
11. Ellenbogenbein
12. Handwurzelknochen
13. Mittelhandknochen
14. Fingerglieder
15. Darmbein
16. Schambein
17. Sitzbein
18. Oberschenkelknochen
19. Kniescheibe
20. Schienbein
21. Wadenbein
22. Fußwurzelknochen
23. Mittelfußknochen
24. Zehenglieder
25. Brustbein
26. Schulterblatt
27. Hinterhaupt
28. Kreuzbein
29. Rippenknorpel
30. Wirbelsäule

Die inneren Organe

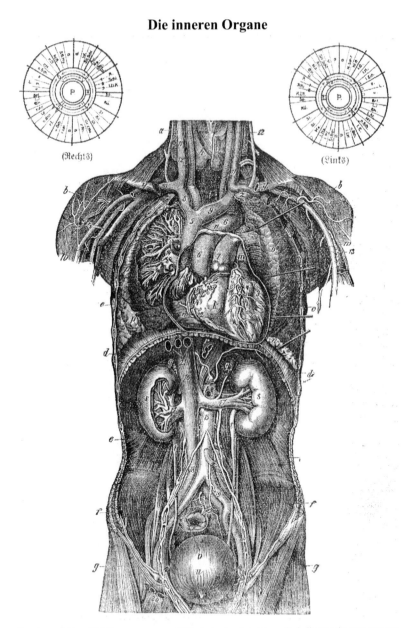

(Rechts)   (Links)

Brust- und Bauchhöhle, von vorn geöffnet; in der letzteren sind die Verdauungsorgane entfernt und die Teile an der hinteren Bauchhöhlenwand sichtbar. A: Hals; B: Schulter; C: Brustkastenwand; D: Zwerchfell, E: Bauchwand; F: Becken; G: Oberschenkel; H. Schilddrüse und Kehlkopf; I: Luftröhre; K: Herz; L: Rechte

GESAMTSCHLÜSSEL DER IRIS
Rechte Iris

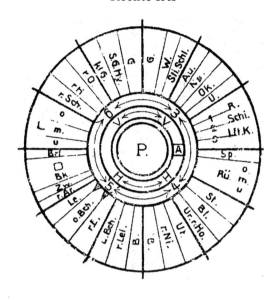

P.	Pupille (um dieselbe: Symphathisches Nervensystem)	St.	Steißbein
V.-V.	Vordere Magenwand	Bl.	Blase
H.-H.	Hintere Magenwand	Ur., r.H.	Urinröhre, re. Hoden
A.	Ausgang des Magens	Ut.	Uterus
3-4	Leer-und Krummdarm	r. Ni.	Rechte Niere
4-5	Blinddarm und Wurmfortsatz	B-B.	Rechtes Bein
5-6	Aufsteigender Grimmdarm	r. Lei.	Rechte Leiste
6-3	Quergrimmdarm (rechte Hälfte)	u. Bch.	Unterer Bauch
G-G.	Großhirn und Schädeldach (r. H.)	r. E.	Rechter Eierstock
W.	Wille	V	Bauchspeicheldrüse
Sti.Schl.	rechte Stirnhälfte u. rechte Schläfe	o. B.	Oberer Bauch
Au.	Rechtes Auge	V	Gallenblase
Na.	Rechte Nasenhälfte	Le.	Leber
Ok.	Rechter Oberkiefer	r. Ar.	rechter Arm
U.	Rechter Unterkiefer	Zw.	Zwerchfell
R.	Rachen	Bk.	Brustkorb (rechts)
1,2,3	Bronchien	⬜	Rechte Brustwarze
Schi.	Schilddrüse	Brf.	Brustfell (rechts)
Lft.K.	Luftröhre, Kehlkopf	o.m.	Oberer mittlerer
Sp.	Speiseröhre	u. L.	Unterer Lungenlappen
o.,m.,	Oberer, mittlerer,	r. Sch.	Rechte Schulter
u. Rü.	unterer Rücken	r. H.	Rechte Halshälfte
Zw.	Zwerchfell	r. O.	Rechtes Ohr
		kl. G.	Kleines Gehirn
		S.G.Hy.	Sexual- u. Gemütsleben Hysterie

61

Linke Iris

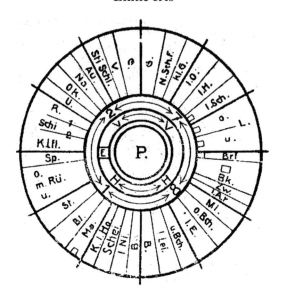

P.	Pupille (um dieselbe: Symp. Nervensystem)	l. E.	Linker Eierstock
V-V.	Vordere Magenwand	u. Bch.	Unterer Bauch
H-H.	Hintere Magenwand	l. Lei.	Linke Leiste
E.	Eingang d. Magens	B-B.	Linkes Bein
1-2	Zwölffingerdarm	l.Ni.	Linke Niere
2-7	Quergrimmdarm (li. H.)	Schei.	Scheide
7-8	Absteigender Grimmd.	K., l.H.	Kitzler, linker Hoden
8-1	S-förm. Grimmdarm	⯀	After
G-G.	Großhirn und Schädeldach	Ma.	Mastdarm
N	Nervenzustde., Schwin-	Bl.	Blase
Sch.F	del, Fallsucht	St.	Steißbein
kl. G.	Kleines Gehirn	o.m.	Oberer, mittlerer,
l. O.	Linkes Ohr	u. Rü.	unterer Rücken
l. H.	Linke Halshälfte	Sp.	Speiseröhre
l. Sch.	Linke Schulter	K., Lft.	Kehlkopf, Luftröhre
o, u L.	oberer, unterer Lungenlappen	1,2	Bronchien
⯀⯀⯀⯀	Herz	Schi.	Schilddrüse
Brf.	Brustfell (links)	R.	Rachen
⯀	Linke Brustwarze	U.	Linker Unterkiefer
Bk.	Brustkorb links	Ok.	Linker Oberkiefer
l. Ar.	Linker Arm	Na.	Linke Nasenhälfte
Mi.	Milz	Au.	Linkes Auge
o. Bch.	Oberer Bauch	St.Schl.	linke Stirnhälfte, Schläfe
		V.	Verstand, Denkkraft

Das Auge

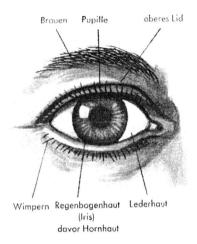

Das menschliche Auge besteht aus Augapfel (Bulbus) und den Hilfs-organen, den knöchernen, trichterförmigen Augenhöhlen und den Augenmuskeln.
Die Wand des Augapfels besteht aus Lederhaut, Hornhaut, Aderhaut und der Netzhaut.
Die Aderhaut geht im vorderen Teil des Auges in die Regenbogen-haut über. Sie läßt in der Mitte das Sehloch, die Pupille frei. Hinter der Pupille liegt die Linse, davor die vordere Augenkammer. Der Glaskörper bildet mit einer gallertartigen Masse das Innere des Aug-apfels. Der Durchmesser des Augapfels beträgt beim Erwachsenen in der Augenachse 23 mm.
Im jugendlichen Alter erscheint die Lederhaut meist weiß, mitunter auch bläulich.
Die Achse der Lederhaut beträgt etwa 0,5 – 0,6 mm und von hinten 1 mm.
Die Gefäßhaut besteht aus der Aderhaut, dem Krallenkörper und der Regenbogenhaut.
Fast genau in der Mitte liegt die Pupille. Die Größe der Pupille ver-ändert sich fortlaufend.

Im Alter ist die Pupille in der Regel etwas enger.

Die Linse besteht aus einem durchsichtigen linsenförmigen Kern, Sie dient der Akkomodation (Naheinstellung des Auges).

Der Glaskörper ist von der Glaskörperhaut eingeschlossen, von gallertartiger Beschaffenheit und mitunter, bei hoher Kurzsichtigkeit, sehr verflüssigt.

Die Netzhaut ist entwicklungsgeschichtlich ein aus dem Inneren des Schädels vorgeschobener Teil des Gehirns und stellt mit den Sehnerven zusammen ein einheitliches Organ dar. Am hinteren Augapfel, in Verlängerung der Augenachse, ist die Netzhaut. Grubenförmig verdünnt, hier liegen nur Zapfen. Der gelbe Fleck (Macula lutea) ist besonders fein differenziert und dient der scharfen Sehkraft.

Der Pigmentgehalt (Gehalt an Farbkörnchen) der Regenbogenhaut bestimmt die Farbe des Auges. Neugeborene haben stets blau-graue Augen, erst gegen Ende des zweiten Lebensjahres ist die Entwicklung der Regenbogenhaut abgeschlossen. Damit zeigt sich auch die entgültige Farbe des Auges. Fehlt der Farbstoff in der Regenbogenhaut, so schimmert die rote Farbe der gefäßreichen Aderhaut durch, es kommt zum Zeichen des Albinismus.

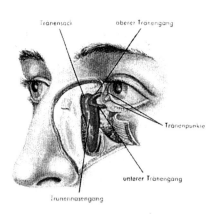

Tränensack   oberer Tränengang

Tränenpunkte

unterer Tränengang

Tränennasengang

Tränenapparat des linken Auges

Die Hilfsorgane der Augen sind die Tränenorgane, die Augenlider mit Bindehaut, die Augenmuskeln, die Blutgefäße und die Nerven.

Die *Tränendrüse* hat die Größe und Form einer großen Mandel und liegt außerhalb des Bindehautsackes oben außen, in einer Grube der knöchernen Augenhöhle.

Die *Lider* schließen den Augapfel schützend nach außen ab, sie bestehen aus mehreren aufeinanderliegenden Schichten.

Die *Bindehaut* ist eine Schleimhaut, die die Innenfläche der Lider auskleidet, die Lederhaut überschlägt und nach vorn die Oberfläche

des Augapfels bis zum Hornhautrand überzieht.
Die äußeren *Augenmuskeln* dienen zur Bewegung des Augapfels.
Hierbei unterscheidet man vier gerade und zwei schräge Augen-
muskeln.

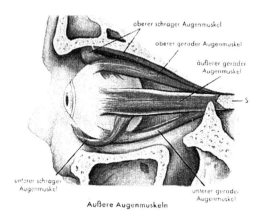

Außere Augenmuskeln

Das Auge hat eine reiche *Gefäßversorgung*. Die das Blut zuführen-
den Gefäße liegen zum Teil hinten, in der Nähe des hinteren Augapfels, zum Teil vorn an der Hornhaut – Lederhautgrenze. Der Abfluß
des Blutes erfolgt zum größten Teil durch die Wirbelungen, die die
Hüllen des Augapfels etwa in der Mitte, schräg nach hinten, durch-
netzen. Die Netzhautgefäße treten im Sehnervkopf ein und wieder
aus.

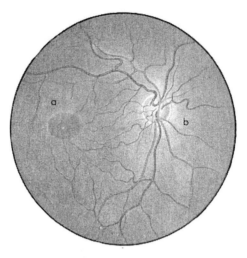

Normaler Augenhintergrund
a: Stelle des schärfsten Sehens (gelber Fleck)
b: Sehnervenkopf (blinder Fleck)

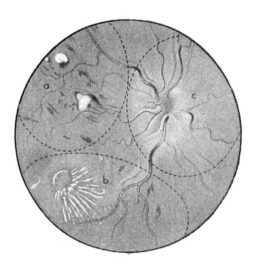

Krankhafter Augenhintergrund
a: bei Zuckerkrankheit
b: bei Nierenerkrankung
c: Sehnervenschwellung

Nerven des Auges:
Die Gefühlsnerven des Auges stammen aus dem ersten Ast des Gesichtsnerven (Trigeminus, V. Gehirnnerv). Die äußeren geraden Augenmuskeln werden vom VI. Gehirnnerven (Nervus abducens) versorgt, die schrägen oberen Augenmuskeln vom IV. Gehirnnerven (Nervus trochlearis), und sämtliche anderen Augenmuskeln vom III. Gehirnnerven (Nervus oculomotorius)

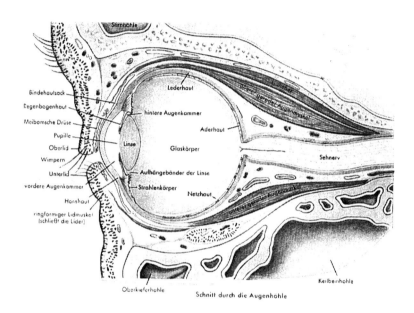

Schnitt durch die Augenhöhle

Seit die ärztliche Wissenschaft und die Anatomie erkannten, daß die Augen nicht selbständige Organe des menschlichen Körpers sind (wie Arme oder Beine, Ohren oder Nase), sondern nach außen gestülpte Gehirnzellen, lag es nahe, daß das Auge wichtige Einblicke in das Innere des Menschen gestatten könnte, einen Blick in das Gehirn unter besonderer Berücksichtigung der Begriffe Gesundheit und Krankheit.
Auf Veranlassung von sieben amerikanischen Universitäten und mit Hilfe einer amerikanischen Optischen Gesellschaft in Southbridge

wurde ein Riesenspiegel konstruiert, den man den größten Augenspiegel der Welt nennt. Es handelt sich, genauer gesagt, um ein Augenmikroskop, dem man den Namen Ophtalmuskop gab. Man kann das Innere des Auges mit Hilfe diesen Gerätes in einer Größe erkennen, als hätte es einen Durchmesser von zwei Metern. Ein Blick durch dieses Augenmikroskop in ein menschliches Auge und auf die Netzhaut verrät dem Spezialisten nicht nur gesundheitliche Abläufe, sondern auch Vorgänge, die die Wesensart des Menschen bestimmen. Ergänzend ist die Iridologie bemüht, aus der Erforschung der Iris ein Spiegelbild des gesundheitlichen Befindens des Menschen abzuleiten, wie es die Iridologen für möglich halten.

Das **Augenmikroskop** zur Beobachtung und Fotographie der vorderen Augenabschnitte:

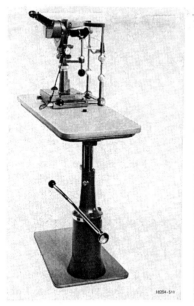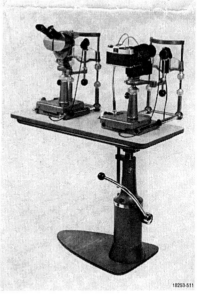

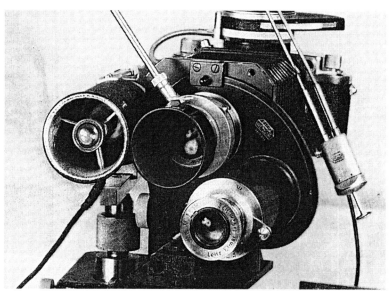

**Vollautomatisches Irisaufnahmegerät nach J. Deck (1950)
Revolver mit Optik für Übersichts- und Sektoraufnahmen**

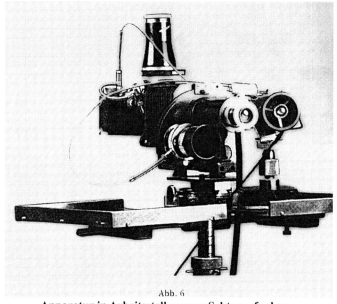

Abb. 6

**Apparatur in Arbeitsstellung zur Sektoraufnahme.
J. Deck legte für diese Ausschnittsaufnahmen den Begriff
Sektoraufnahmen fest.**

69

Iriskonstitution

Die Konstitution ist die Summe aller ererbten Eigenschaften und Veranlagungen. So ist unsere Augenfarbe genetisch bedingt, die Farbtönung der Iris bestimmt den entsprechenden Konstitutionstyp. Beispielsweise ist eine sattbraun gefärbte Iris der Grundtyp der hämatogenen Konstitution. Hiervon gibt es Abweichungen im Farbton, die oft nur am Iriskop erkennbar sind; es handelt sich dabei um Misch- oder Übergangskonstitutionen.

Der Irisdiagnostiker unterscheidet drei Hauptkonstitutionen, die teilweise noch untergliedert sind.

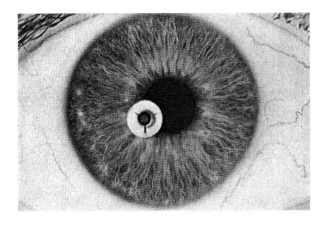

• Lymphatische Konstitution

a) Rein lymphatischer Typ
b) Hydrogenoider Typ
c) Bindegewebsschwäche-Typ
d) Neurogener Typ

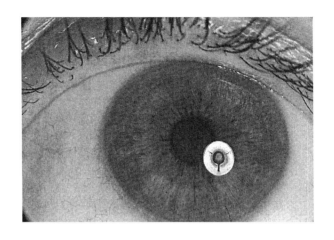

• **Hämatogene Konstitution**

a) Rein hämatogener Typ
b) Laviert-tetanischer Typ

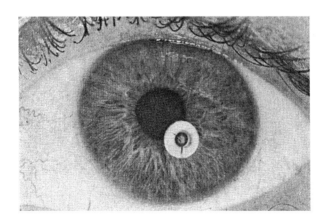

• **Mischkonstitution**

Lymphatische Konstitution

Eine blaue bis leicht graue Farbtönung der Iris ist charakteristisch für die lymphatische Konstitution. Menschen diesen Typs haben oft eine erhöhte Bereitschaft zu Reaktionen des lymphatischen Systems: Dies bedeutet eine größere Anfälligkeit für katarrhalische Erkrankungen aller Schleimhäute. Bei Kindern ist die Neigung zu Hyperplasien des Nasen-Rachenraumes größer als bei anderen Konstitutionen. Lymphdrüsen schwellen an (Nodi lymphatici submandibularis). Das Unterhautzellgewebe neigt zu Wasserretention. Der Kranke wirkt aufgedunsen, pastös. Drüsen, Haut- Schleimhaut- und Allgemeinerkrankungen treten immer wieder zum Vorschein. Die Schleimhaut ist blass und zeigt keine Farbe.
Schwitzen ist nicht möglich.
Irisdiagnostisch ist dieser lymphatische Typ an den weißen Fasern zu erkennen, die vom Magen-Darm-Feld fast gradlinig zum äußeren Rand der blauen Iris verlaufen.
Sind die Fasern zierlich und dünn, handelt es sich um einen neurasthenischen Lymphatiker; sind die Fasern plump und aufgedunsen, handelt es sich um einen pastösen Lymphatiker.
Manche örtlichen Erkrankungen und Krankheitsneigungen zeigen sich in der Iris durch Veränderungen der Struktur und andere Zeichen an bestimmten Stellen, dies gilt auch bei den übrigen Iriskonstitutionen.

Hämatogene Konstitution

Diese Konstitution erkennt man an der satten braunen Farbe. Hier sind die Organzeichen nicht immer so deutlich ausgeprägt wie bei der lymphatischen Iris, deshalb ist meist ein genaueres mikroskopisches Betrachten notwendig, vorzugsweise mit dem Iris-(Hornhaut-) Mikroskop.
Menschen mit hämatogener Konstitution tendieren vorzugsweise zu Erkrankungen oder Schwächen des Blutes, des blutbildenden Sy-

stems, der das Blut bewegenden und leitenden Organe und der innersekretorischen Drüsen.

Nach humoralpathologischer Ansicht handelt es sich dabei um eine Entmischung der Säfte, um eine Dyskrasie.

Schon im älteren iridologischen Schrifttum werden die vorwiegend der braunen Iris anzutreffenden »Krampfringe« als ein Merkmal der hämatogenen Konstitution angegeben.

Mischkonstitution

Unter Mischkonstitutionen verstehen wir das gleichzeitige Auftreten von Merkmalen der vorwiegend lymphatischen und vorwiegend hämatogenen Konstitutionsformen.

Wie das Merkmal der ersten Gruppe, die blaue Iris, so ist das sei vorweggenommen die braune Iris dasjenige für die zweite Gruppe.

Sozusagen als Bindeglied oder Übergang zwischen beiden fungiert die Mischkonstitution mit der mehrfarbigen Iris.

Im älteren und neueren Schrifttum wird die Mischkonstitution auch als biliäre Konstitution bezeichnet. Daraus geht hervor, daß der Patient ein schwaches Leber-Galle-System hat.

Irisdiagnostisch wird dieser Konstitutionstyp erkannt an einer sich meistens auf das Magen-Darm-Feld beschränkten Braunfärbung. Die Struktur gleicht einer Iris mit vorwiegend lymphatischer Konstitution, auch die Farbe des restlichen Teiles der Regenbogenhaut.

Iriszeichen

Lakunen

Lakunen sind an der Oberfläche gelege-
ne, meist ovale Strukturveränderungen,
die entweder offen, aber auch geschlos-
sen vorkommen. Sie geben Hinweise auf
Organschwächungen, die häufig nach
einer Erkrankung oder Alterung klinisch
erfaßbar werden. Die Lakunen ermöglichen, vorbeugend tätig zu werden.

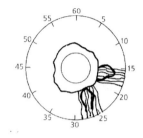

Waben

Waben zeigen sich als wabenförmige
Strukturgebilde im oberen Irisstroma.
Sie deuten auf Organschwäche mit einer
Versorgungsstörung hin, oft zeigen sie
auch atrophische Prozesse an und lassen
chronische Organinsuffizienzen erkennen.

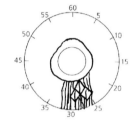

Krypten

Krypten sind tieferreichende, rhomboide
Strukturformen, die manchmal Reizzeichen enthalten und so einen Hinweis
auf eine akute Phase des krankhaften
Geschehens geben. Je tiefer die Krypten
ausgeprägt sind, umso größer ist die
Schädigung des betreffenden Organs.

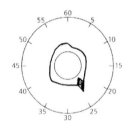

Defektzeichen

Defektzeichen sind sogenannte
Substanzverlustzeichen. Diese sind kleine punkt- oder strichförmige Zeichen, die
durch alle Irisschichten gehen. Sie bedeuten Gewebeschädigungen und können in Verbindung mit Zeichen im Auge
bedeutende Diagnosen ermöglichen.

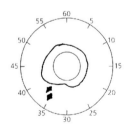

74

Deck beschreibt in seinem Buch »Grundlagen der Irisdiagnose« die Lakune, Wabe, Krypte und das Defektzeichen als genotypische strukturelle Veränderungen und faßt sie unter dem Begriff »Organzeichen« zusammen.

Im einzelnen ergibt sich folgende Bedeutungsdiagnose:

• Lakune	latente Organinsuffizienz
• Offene Lakune	drohendes Organversagen
• Waben	Ernährungsstörung, Atrophie
• Bienenwabenzeichen	
• Krypte	Ulcus oder Zyste
• Defektzeichen	Nekrose, Ca-Latenz
• Pigmente (i. d. Nähe v.Organzeichen)	Hinweise auf Chronizität u. Malignität
• Reflektorische Zeichen	vasale Krankheitszeichen
• Radiale Reizfasern	als Turgorquellungsphänomene
• Transversale	Verwachsungen, Adhäsionen
• Linien	
• Wische	
• Flocken	
• Solarzeichen	deuten auf nerval belasteten Menschen hin
• Keilzeichen	
• Kontraktionsfurchen	auch Krampfringe genannt
• Ein- und Ausbuchtungen	
• Dunkle Hautzonen	

Man kennt drei Möglichkeiten zur Einteilung der Iris, nämlich die Minuten, die Stunden und die Gradeinteilung. Bei der Augendiagnose unterscheiden wir drei natürliche Grundfarben:
Die blaue Iris ist der Ausdruck eines mehr dünnflüssigen Blutes. Die graue Iris weist eines größeren Gehalt von Farbstoffzellen auf und läßt zunächst auf eine größere Konzentrierung des Blutes der Säfte schließen. Die graue Iris weist, bedingt durch die Verstärkung des Bindegewebes der Gefäßschicht, auf eine konstitutionelle Ähnlichkeit mit der blauen Iris hin.

Bei Neugeborenen ist die Iris zunächst dunkelviolett bis blau-grau. Die braune Iris weist den größten Anteil von Farbstoffzellen auf. Sie erscheint sattbraun und samtartig.

Ist die Pupille groß, so spricht man von Nervenschwäche. Zick-Zack-Linien in der Iris bedeuten nässende Ausschläge.

Der Irisrand muß eine normale kreisrunde Form haben.

Weiße Zeichen in der Iris bedeuten Entzündung, Überreizung.

Dunkle Zeichen dagegen weisen auf verminderte Tätigkeit, Erschlaffung hin, sie kennzeichnen einen chronischen Krankheitszustand.

Schwarze Zeichen sind Hinweis auf einen Substanzverlust.

Farbige Zeichen in der Iris werden als Toxinflecken bezeichnet.

Bei Menschen, die an Hämorrhoiden leiden, findet man meist sehr faltige Augenlider und einen roten Fleck am unteren Augenlid.

Bei der Anamnese ergibt sich dann, daß diese Patienten oft die Augen reiben müssen, weil sie das Gefühl haben, als hätten sie Sand in den Augen.

Kleine Lakunen innerhalb der Iriskrause deuten auf eine Störung in der Magen- und Darmsaftsekretion hin, hervorgerufen durch die Erschlaffung der Magen-Darmmuskulatur.

Eine weiße Iriskrause ist das Zeichen für eine Darmentzündung. Die entzündliche Gallenblasenerkrankung ist durch ein Aufhellungszeichen im Gallenfeld erkennbar.

Bei einer Herzmuskelentzündung sieht man weiße Flöckchen bis Wolken mitten im betreffenden Herzfeld der Iris. Ein schwarzes Keilzeichen auf dem Herzfeld wird als Todeszeichen bewertet.

Das Magenfeld liegt um die Pupille. Wer ein graues bis schwarzes Magenfeld hat, neigt zur Gastritis. Beim dunklen Magenfeld ist meist der Säuregehalt des Magens gestört, oder es liegt eine Magenschleimhautreizung vor.

Sind im Magensektor helle, streifenförmige Fasern zu sehen, kann man auf eine allgemeine Magenschwäche schließen.

Kleine, punktförmige, schwarze Zeichen in der Magenzone bedeuten ein Magengeschwür.

Wenn das Magenfeld dunkler ist als die übrige Iris, bei Aufhellung mit punkt- und strichförmigen schwarzen Zeichen, kann dies eine bösartige Geschwulstbildung sein (rechte Iris 7 und 8 Uhr).

Folgende Veränderungen in der Iris bedeuten:
Opium zieht einen Kreis von weißlich grauer Farbe um die Pupille,
Salizylsäure macht die Augen schmutzig grau, Jod verursacht rote
und gelblich-rote Flecken,
Eisen färbt das Gebiet des Magens braun oder auch in kleinsten Mengen braun-violett.

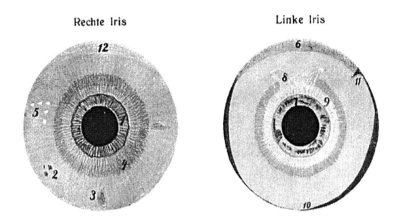

Rechte Iris   Linke Iris

Die erworbenen Farbenveränderungen und Arzneivergiftungen

Jodvergiftung- s. rechte Iris 3; Chininvergiftung- s. rechte Iris 4; Bromvergiftung, gelb, s. linke Iris; Schwefelvergiftung, hellgelb s. linke Iris 9; Arsenvergiftung, s. rechte Iris 5; Eisenvergiftung, s. linke Iris 7

Das gesunde Auge funktioniert ähnlich wie ein Fotoapparat. Auf dem Augenhintergrund formt sich das Bild dessen, was man gerade sieht. Jeder hat es an sich selbst schon beobachten können, daß die Augen trübe und krank aussehen, selbst wenn nur eine simple Grippe im Körper steckt.
Eine Patientin hat Beschwerden in den Beinen. Sie wird auf Bandscheibe, Ischias und Rheuma behandelt. Aber die Schmerzen lassen nicht nach. Ein Augendiagnostiker stellt daraufhin in der Iris Veränderungen und ein Nierenzeichen fest. Sie wird nun zu einem Urologen (Nierenheilkunde = Urologie) überwiesen.

77

Ein Patient hat Kopfschmerzen, Migräne und Druck auf die Augäpfel. Er wird mit Kopfschmerztabletten behandelt, dies ist aber kein Dauerzustand. Aber wollen wir die Ursache der Beschwerden wissen? Der Augendiagnostiker stellt in der Iris einen Halswirbelsäulenschaden fest. Der Patient wird in chiropraktische Behandlung überwiesen.

Anhand dieser Beispiele möchte ich dokumentieren, dass eine gute Augendiagnose vieles deuten kann. Man sollte als die Augendiagnose als zusätzliche Diagnose anwenden lassen. Auf andere medizinische Diagnosen sollte man in Zweifelsfällen natürlich keinesfalls verzichten. So kann man sich als Kranker selbst ein Bild machen.

Giftzeichen auf der Regenbogenhaut

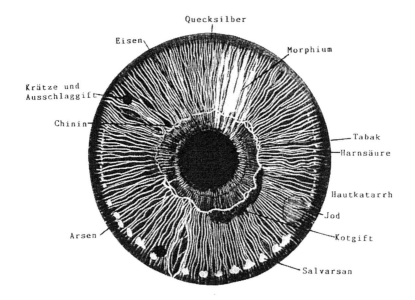

Pupillendeformationen

Die Pupille
Pupilla ➡ Püppchen

Pupille wird das in der Mitte der Regenbogenhaut erscheinende, normalerweise tiefschwarze und runde Sehloch genannt, weil sich in ihr das Bildchen projiziert, das die Hornhaut als Konvexspiegel von einem in das Auge schauenden Beobachter entwirft. Die Reaktionen der Pupille, die Pupillarreflexe, zeigen sich als Veränderungen der Pupillenweite. Die Pupille verengt sich reflektorisch bei Beleuchtung des Auges; dadurch wird die Netzhaut vor schädlicher Lichteinwirkung geschützt. Bei Naheinstellung des Auges erhöht die Verengung der Pupille die Tiefenschärfe, die Randstrahlen werden abgeblendet.
Sensible Reize (Schmerz, Freude, Angst, u.s.w.) und allgemeine Erregung des sympathischen Nervensystems erweitern die Pupille.
Mit Hilfe bestimmter Arzneimittel ist es möglich, die Pupille künstlich zu erweitern (Mydriasis) oder zu verengen (Miosis).
Pupillenstarre ist, wenn keine Adhäsionen vorliegen und Drogenmißbrauch auszuschließen ist, neurologisch bedingt.
Den aufmerksamen Beobachtern von menschlichen Iriden fiel schon frühzeitig auf, daß bestimmte Erkrankungen oder Veränderungen im Körper die Geometrie der normalerweise kreisrunden Pupille verändern können. Deshalb wird in nahezu allen Lehrbüchern über Irisdiagnose darauf hingewiesen, dass totale und partielle Entrundungen der Pupille auf pathologische Veränderungen in dem dazugehörenden Organismus schließen lassen.
Zu unterscheiden sind zwei Arten von Verformungen:

1. Die Pupille wird zur Ellipse.
2. Die Pupille ist partiell abgeflacht.

Wenn die Pupillen die Form von Ellipsen angenommen haben, ist an folgende Erkrankungen zu denken:

1. Die Pupillenachsen stehen *senkrecht:* Erfolgte oder zu erwartende Apoplexie.
Die Pupillenachsen stehen **waagerecht:** Psychosen, Lähmung oder Gefahr der Lähmung der unteren Extremitäten.

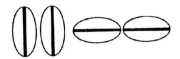

2. Die Pupillenachsen stehen nach *links oben geneigt* (vom Betrachter aus gesehen): Großhirnstörungen, Störungen im motorischen Zentrum, Apoplexiegefahr.
Die Pupillenachsen stehen nach *rechts oben geneigt* (vom Betrachter aus gesehen): Verdacht auf Kleinhirnstörungen, Menière.

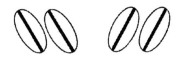

3. Der *Abstand der Pupillenachsen ist kranial größer als* kaudal: Apoplexie, bzw. Apoplexiegefahr.
Der Abstand der Pupillenachsen ist *kaudal größer* als kranial: Tendenz zu Lähmung der unteren Extremitäten; Erkrankung der aus dem Lumbal- und Spinalgebiet versorgten Organe.

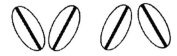

Bei den partiellen Entrundungen der Pupille ist zu unterscheiden bzw. zu diagnostizieren:

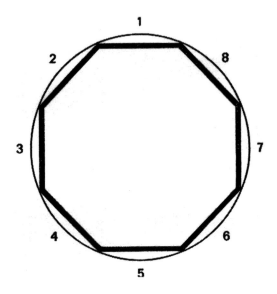

1. Abflachung des **kranialen** Teiles:
   Ausfälle und Störungen der Kommunikation im zentralen Schaltapparat von Psyche, vegetativem Nervensystem, Hormonsteuerung und Elektrolythaushalt.
2. Abflachung des **oberen temporalen** Teiles:
   Störungen im Bereich des Innen- bzw. Mittelohres. Es ist klinisch und iridologisch auf Gehirnsymptome zu achten. Da die Abflachungen sich in der Praxis häufig nicht exakt lokalisieren lassen, bzw. Überschneidungen auftreten, ist bei allen Entrundungen in den 3 oberen Teilen des Schemakreises (kraniale, obere temporale und obere nasale) immer an pathologische Vorgänge im Gesamthirn zu denken.
3. Abflachung des **mittleren temporalen** Teiles:
   Störungen an Herz- und Gefäßsystem. Außerdem Erkrankungen der Lunge.

4. Abflachung des **unteren temporalen** Teiles:
   Leber-, Galle-, Duodenumsektor. Innervationsstörungen, Muskel-
   atrophie, Osteoporose usw. der oberen Extremitäten – Th. 1 bis
   Th. 8.
5. Abflachung des **kaudalen** Teiles:
   Erkrankungen der unteren Extremitäten und der Wirbelsäule sowie im Urogenital-Sektor.
6. Abflachung des **unteren nasalen** Teiles:
   Störungen im Lumbal-, Sakral-, Sexualbereich.
7. Abflachung des **mittleren nasalen** Teiles:
   Störungen der Atemtätigkeit, Kehlkopf, Luftröhre, Bronchien
   sowie Störungen im Bereich der Schilddrüse.
8. Abflachung des **oberen nasalen** Teiles:
   Störungen im Bereich des Sehapparates und der Stirnhöhle. Beteiligung der Halswirbelsäule. (s. auch Punkt 2)

Deutung der Iris

Pèczely hat später als Arzt seine Augendiagnose ganz ausgebaut; er konnte eine ganze Regionenlehre für das Auge feststellen, in dem jedes äußere und innere Organ des Körpers ein ganz bestimmtes Feld der Iris entsprach.

Wenn wir das menschliche Auge betrachten, so sehen wir rings um das schwarze Sehloch (Pupille) eine kreisförmige Scheide, die Iris oder Regenbogenhaut. Diese Iris kann in ihrer Grundfärbung blau, grau oder braun sein. Zahllose Abstufungen vom zartesten Blau bis zum tiefsten Braun können auftreten. Die Iris verändert ihre Farbe mit zunehmendem Alter durch Krankheiten.

Übereinstimmung herrscht durch alle erfahrenen Augendiagnostiker, das jede Verdunklung, jeder dunkle Fleck in der Iris ein Krankheitsmerkmal darstellt.

Je dunkler oder intensiver das betreffende Krankheitszeichen ist, desto ernster ist die Störung.

Knochenbrüche, Wunden, Verletzungen aller Art, überstandene Operationen zeigen sich als ganz schwarze, bzw. tiefschwarze Flecke in der Iris. In scharfe, weiße Umrisse sind diese gebettet, wenn diese Verletzungen verheilt sind. Sie können auch von einer weißen Linie umrandet sein. Hierin können wir einen großen Wert der Augendiagnose feststellen.

Nun wollen wir uns mit den Organfeldern der rechten und linken Iris befassen.

Der Anfänger merke sich als Orientierungsregel in der Augendiagnose, daß links gelagerte Organe und Körpergebiete im linken, rechts gelagerte Organe und Körpergebiete im rechten Auge, desweiteren die oberen Organe und Körperteile (etwa vom Herz aufwärts) die unteren Organe und Körperteile hinten, die mittleren im mittleren Teil der Iris ihr »Organfeld« haben.

Man kann sich von der Pupille aus zu den einzelnen Organen und Gliedern des menschlichen Körpers Strahlen gezogen denken; die Richtung dieser Strahlen entspricht ungefähr den Organfeldern der Augendiagnose.

Organe, die in der Körperachse liegen, wie Zunge, Kehlkopf, Speiseröhre sowie die Blase sind in *beiden* Augen ersichtlich.

Harnröhre, Scheide, Gebärmutter bilden eine Ausnahme, diese liegen nur im *rechten* Auge.

Eine besondere Stellung nehmen außerdem Magen, Darm und das sympathische Nervensystem ein. Der Magen liegt dicht um die Pupille herum. In quadratischer Form folgt das Darmgebiet, an dessen äußersten Grenzen das sympathische Nervensystem liegt.

Ein heller Kranz um die Pupillen zeigt bei normaler Verdauung einen gesunden Magen.

Ein verdunkeltes Kranzzeichen im Gebiet des Magens zeigt einen schwachen, kranken Magen oder eine gestörte Verdauung. Schwarze Flecken im Magenfeld bedeuten Magenblutungen oder Verletzungen.

Bei gesunden Verdauungsorganen ist das Darmgebiet in der Iris unsichtbar.

Schmutzige Verfärbungen darin sowie Verdunklungen und Flecken deuten stets auf ernstere Darmerkrankungen hin.

Bei ernsteren oder weiter fortgeschrittenen Störungen der Verdauungswerkzeuge gehen von dem Darmgebiet Zacken (strahlenförmige Schleifen) aus, die auf das bedrohte oder bereits in Mitleidenschaft gezogene Körpergebiet in der Iris hindeuten.

Die Augendiagnostiker folgern hieraus, daß eine krankhaft gestörte Verdauung der Ursprung der meisten Krankheiten ist.

Diese Weisheit war schon den alten ägyptischen Priestern bekannt.

Durch diese Erkrankung können bereits andere wichtige Verdauungsorgane erkrankt sein, d. h. daß es hier zu strahlenartigen Schleifen oder Zacken, zu einer Verdunkelung in dem betreffenden Organfeld kommt.

Ein weißlich oder gelblich-weißlich gefärbtes Magengebiet deutet auf eine Entzündung oder nervöse Überreizung des Magens hin.

Der Mißbrauch von doppelt saurem Natron kann ähnliche Verfärbungen hervorrufen.

Jede Verdunklung kann an der betreffenden Stelle anzeigen, daß dort der Blutkreislauf gestört ist und dort Krankheitsstoffe abgelagert sind.

Eine Erhellung zeigt Blutzufluß an, das deutet auf Fieber, Entzündung, Nervenüberreizung hin.

Für das Hautgebiet ist der äußerste Rand der Iris zuständig. Wir schließen auf Bleichsucht, Blutarmut oder auf schlechte Blutmischung und darüber gestörte Hauttätigkeit, wenn hier eine Verdunklung vorliegt. Ist der äußerste Rand der Iris jedoch hell, verwaschen, läßt das auf den Arcus lipoides schließen, der auf Fettstoffwechselstörungen schließen läßt. Liegt der helle Rand nur im sogenannten »Kopfteil« der Iris, spricht man vom Arcus senilis, was wiederum auf Durchblutungsstörungen im Kopf (Cerebralsklerose) hinweist.

Eine bildliche Topographie der Iris

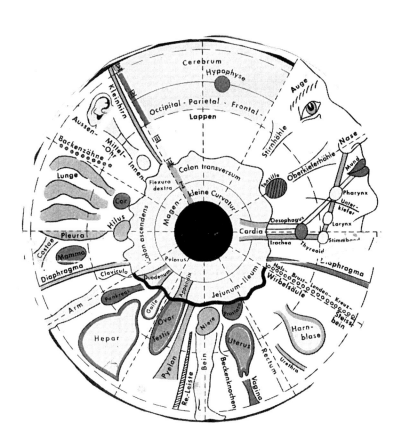

Beispiele zur Deutung der Iris

Leber und Galle

Eine gestörte Funktion von Leber, Gallengängen und Gallenblase zeigen sich in der rechten Iris zwischen 35 Minuten und 40 Minuten.

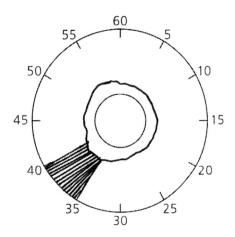

Pathologie der Leber:

Leberschwellung, Leberschädigung, Hepatopathie
Stromaveränderungen im Bereich des Lebersektors der Iris sind häufig zu erkennen. Deck rät, besonders auf Transversalen im Lebersektor zu achten, vor allem dann, wenn sie vaskularisiert sind. Jedoch besonders was den prozentualen Grad der Leberschädigung angeht, muß eine genauere Untersuchung der labormäßigen Analyse überlassen bleiben.

Eine akute und eine subakute Entzündung der Gallenblase stellt sich als helle weiß-wolkige Veränderung im Bereich des Gallenblasenfeldes der Iris dar. Wie schon erwähnt, finden wir dann auch in der Umgebung (Galle, Lebergänge) Entzündungszeichen.

Die chronisch entzündete Gallenblase kann toxisch wirken und ist deshalb von großer Wichtigkeit für das gesamte Krankheitsgeschehen eines Patienten.
In der Iris sehen wir dann eine Pigmentierung im Gallenfeld. Oft ist durch diese Pigmentierung hindurch der Gallenblasensektor schlecht zu erkennen. Mit dem Irismikroskop ist aber in den meisten Fällen ausreichend zu differenzieren.
Bei jeder Cholezystitis (Gallenblasenentzündung), besonders bei einer chronischen, sollte man eine Röntgenaufnahme vornehmen.

Wir sehen die rechte Iris einer Patientin:

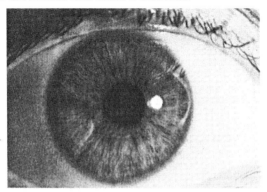

Konstitution:
Mischkonstitution nach Hense; Deck nennt diese auch biliäre Konstitution.

Die **Pupille** ist unterschiedlich abgeflacht (s. Kapitel Pupillendeformation).
Der Pupillenrand zeigt ein angedeutetes Zuckerbändchen.
Der **Krausenrand** ist braun pigmentiert, aber nur stellenweise ausgeprägt. Er enthält mehrere *Reizzeichen* und einzelne *Schwächezeichen* über die gesamte Iris verteilt.
Ein stark ausgeprägtes Reizzeichen im **Leber-Gallensektor**, unterhalb eines Schwächezeichens (Lakune) gelegen, fällt deutlich auf.
Der **Hautring** ist grau belegt.

Klinische Diagnose: Cholangitis.

Der Magen

Rund um die Pupille herum, im Zentrum der Iris, liegt das Magen-Darmfeld: innen die Magen-, weiter nach außen die Darmregion. Gelegentlich gehen beide ineinander über, so dass nicht immer eine scharfe Trennung möglich ist. Umrandet werden beide von der Krause.

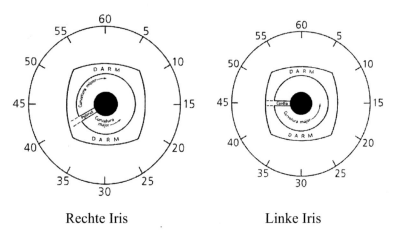

Rechte Iris   Linke Iris

Der Mageneingang liegt bei 45 Minuten in der linken Iris.
Der Magenausgang ist bei 40 Minuten in der rechten Iris zu finden.

Pathologie des Magens

Die Übersäuerung des Magens zeigt sich (hauptsächlich bei der lymphatischen Konstitution) durch eine Aufhellung der Magenregion. Sie darf nicht verwechselt werden mit der Milchsäurebildung, die bei kanzerösen und präkanzerösen Magenerkrankungen vorkommt: In der Iris sind dann außer der erwähnten Aufhellung dunkle Zonen zu erkennen (Degenerations- und Krebslatenzzeichen).

Die Hypazidität und Anazidität sind gekennzeichnet durch eine Abblassung des allgemeinen Irisgrundtons bis zu einer Verfärbung ins Grauschwarze.

Erosionen und Ulzera stellen sich durch kleine weiße, aber auch schwarze Punkte dar. Bei ihrem Auftreten und entsprechenden subjektiven Beschwerden sollte eine Röntgenaufnahme des Magens angefertigt werden.

Maligne Entartungen durch Karzinom- und Karzinomlatenzzeichen (Deck) findet der Irisdiagnostiker hauptsächlich am Magenausgang und in der kleinen Kurvatur, ausgestanzte, kommaförmige, schwarze, kleine Substanzverlustzeichen.

Beim lymphatischen Konstitutionstyp kommen in der Mehrzahl der Fälle Magenerweiterungen vor. Sein schwaches Bindegewebe führt u. a. zur Erweiterung und Senkung des Magens. In der Iris stellt sich das so dar, daß die Magenzone sich teilweise oder gesamt unregelmäßig bis in die Darmzone ausweitet, so daß selbst Ausbuchtungen des Krausenrandes entstehen können. Pigmentierungen dieses »ausgeweiteten Magens« sind immer Hinweise auf unphysiologische Arbeit des Verdauungsapparates.

Wir sehen hier die Iris eines rechten Auges:

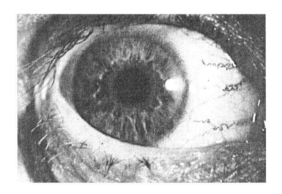

Die **Pupille** erscheint normal weit, Abflachungen sind nicht zu erkennen. Der Pupillenrand zeigt keine Besonderheiten. Das **Magenfeld** rund um die Pupille herum hebt sich farblich und strukturell von der Umgebung ab. Die Krause ist unregelmäßig erweitert, und der **Krausenrand** ist hyperplastisch.

Diagnose: Anazide Gastritis, Magenptose, Duodenitis, intestinale Dekompensation.

91

Herz und Aorta

Das Herz projiziert sich in der linken Iris zwischen der 12. und 17. Minute direkt am Krausenrand. Es kann aber auch bei entsprechender Ausdehnung nahe an den Pupillenrand kommen oder das Magen-Darmfeld eindellen.

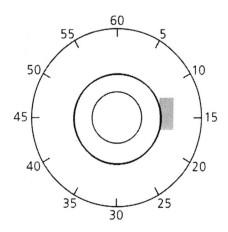

Pathologie des Herzens:

Herzvergrößerung
Eine große, meist noch offene Lakune im Herzsektor der Iris kennzeichnet eine Vergrößerung des Herzens. Radial verlaufende Reizfasern in unmittelbarer Nähe oder innerhalb der Lakune sind Hinweise für Druckschmerzempfindungen.
Häufig wird bei einer durch die Herzvergrößerung bzw. die durch sie hervorgerufene Insuffizienz (Stauung im kleinen Kreislauf) eine Verdunkelung im Lungenfeld der Iris zu erkennen sein.
Ursachen für eine Herzvergrößerung können sein: Sportlerherz, Bluthochdruck, Übergewicht usw. Anamnese und klinischer Befund müssen neben der Irisdiagnose für Klärung sorgen.

Nervöses Herz
Beim sogenannten nervösen Herz wird häufig eine Lakune im Herzsektor der Iris gefunden. Ihr beigeordnet sind oft zirkuläre Krampfringe.

Herzinfarkt
Ein durchgemachter Herzinfarkt stellt sich oft durch eine Krypte, also ein Substanzverlustzeichen, in der Herzregion der Iris dar. Vielfach handelt es sich auch um durch EKG-Untersuchung nicht nachweisbare Erkrankungen.

Kardiorenales Syndrom nach Deck
Zeichen im Herz- und Nierensektor einer gleichen Iris deuten nach Deck auf Herzmuskelschwäche mit genetisch angelegter Nierenschwäche hin. Auffällige Zeichen sind die Ödeme der unteren Extremitäten. Man denke an die alte Volksweisheit: »Man soll jemanden auf Herz und Nieren prüfen«.

Pathologie der Aorta:
Erbliche Anlage und durchgemachte Erkrankungen hinterlassen Lakunen zwischen 10 und 12 1/2 Minuten in der linken Iris. Selten ist die Aorta ohne Beteiligung des Herzens und anderer Gefäße erkrankt. Man denke beim Vorliegen von Lakunen im genannten Irisgebiet nicht nur an Arteriosklerose, sondern auch an das Vorliegen einer Lues III.

Die Aufnahme zeigt eine linke Iris:

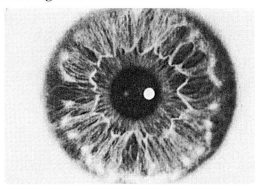

Konstitution: Lymphatisch.

Die **Pupille** erscheint kreisrund. Ihr Rand zeigt angedeutet Zucker-bändchen.

Das **Magenfeld** ist deutlich gekennzeichnet und zeigt vorwiegend im nasal-kranialen Teil hellbraune Verfärbung. Das **Darmfeld** ist stark erweitert. Wir finden in ihm stellenweise Substanzdefekt-zeichen, besonders in Krausennähe.

Die **Krause** ist fast ohne Unterbrechung dicht und weiß gezeichnet.

Reizzeichen finden wir neben Schwächezeichen in den topographi-schen Feldern von Hals, Nase, Ohren, Zähnen und Nierenbereich.

Im **Herzfeld** liegt eine größere Lakune. In ihrer Mitte zeigt sich eine helle Reizfaser. An die Herzlakune schmiegen sich besonders im tem-poralen Teil mehrere kleine Lakunen an. Am äußeren Zilliarrand zeigt sich ein verschmierter schwacher Cholesterinring.

Diagnose: Herzmuskelschwäche nach wahrscheinlich rheumatisch bedingter Endokarditis. Die Beurteilung des Leistungszustandes des Herzens muß den klinischen Methoden überlassen bleiben.

FÄLLE

Linke Iris

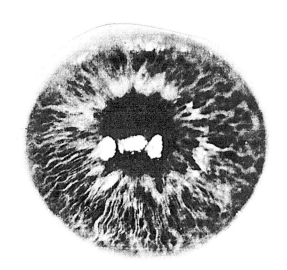

Auswertung:
Ausbuchtung mit schwarzen Zeichen von 7' bis 27' in der ersten und zweiten kleinen Region, d.h. im Magen-Darmkreis.
Zeichen sind bis 35', das bedeutet Dickdarmbeschwerden und Hämorrhoiden. Weiße Büschel am Irisrand deuten auf Brennen und Jucken am After hin. Starke, weiße Zick-Zack-Linie in diesem Bereich deutet auf Schmerzen und Entzündungen hin.
Zwischen 27' und 55' Dünndarmzeichen (Weiße Iriskrause).
Zwischen11' und 15' deuten Zeichen auf eine Herz- und Kreislaufschwäche hin, Herzerweiterung, Überbeanspruchung des Herzens bei hier vorliegender Coronarsklerose (Verkalkung der Kranzgefäße).
Es bedeutet weiter das Auftreten von Herzkrämpfen (Angina pectoris)
Bei 31', 32' findet man kleine schwarze Zeichen auch Bienenwabenzeichen, das bedeutet eine Nierenerkrankung.
Bei 28' bis 29' sieht man das Nebennierenzeichen, besonders bei 29' in der dritten kleinen Region ist ein schmales, längliches schwarzes Zeichen.
Bei diesem Zeichen besteht eine Störung im vegetativen Nervensystem (Vegetative Dystonie) Bei diesem Zeichen ist meist ein hoher Blutdruck vorhanden.
Der Irisrand dieser Patientin ist gut.

Rechte Iris

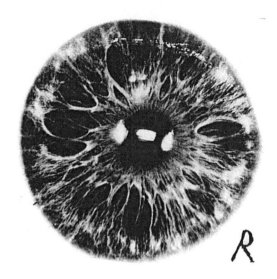

Patientin, 39 Jahre, verheiratet, 2 Kinder im Alter von 5 und 7 Jahren.
Die Iris ist grau-blau. Die Patientin gibt eine Rippenfellentzündung in jungen Jahren an.
Mit 31 Jahren wurde eine offene Tbc festgestellt.
Betrachten wir hier hauptsächlich das nicht geschlossene Schwächezeichen bei 42' bis 50'. Der Zerfall des Lungengewebes ist noch im Gange!
Die beiden kleinen dunklen bis schwarzen Zeichen bei 48' bis 49' deuten auf Kavernenzeichen der rechten Lunge hin.

Linke Iris der gleichen Patientin

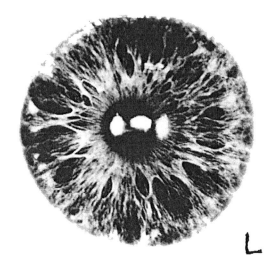

Hier weist bei 33' ein abgeschlossenes Schwächezeichen auf eine überstandene Nierenerkrankung hin. Bei 12' bis 17' sehen wir ein kleines nicht abgeschlossenes Zeichen (Herzfeld), welches auf eine Herzmuskelschwäche hindeutet.
In der 2. und 3. Region finden wir Schwächezeichen, besonders im Mund-, Hals- und Rachenfeld.
Keines dieser Zeichen ist abgeschlossen, was auf einen akuten Prozeß hinweist.

Rechte Iris

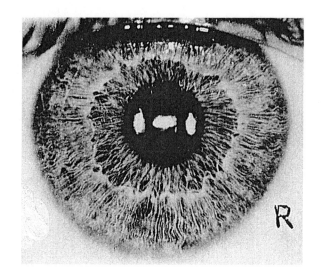

Im Magenkreis dieser Iris, in der ersten kleinen Region bei 38' ist eine leichte helle Aufhellung zwischen Beginn bei 39' und 41' an der Pupille zu sehen; das bedeutet: Verklebung am Magenausgang.
Der schwarze Punkt außerhalb der weißen Darmgrenzlinie bei 40' und die starke weiße Umgebung im Blut- und Muskelkreis deutet auf eine Erkrankung des Zwölffingerdarms hin.
Das Zeichen im Lungenfeld bei 50' sollte klinisch abgeklärt werden.

Rechte Iris

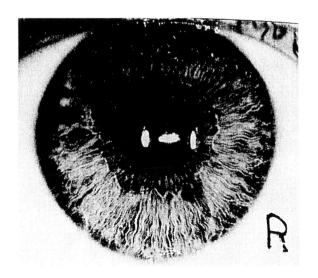

Bei 15' sehen wir drei größere punktförmige, nicht kreisrunde
Zeichen, die dicht untereinander liegen und die eine dichte weiße
Färbung umgibt. Diese Punkte bedeuten geschwürige Prozesse
deuten hier auf Magengeschwüre hin.
Weiße Aufhellungen (Flöckchen) sind Entzündungszeichen.
Bei 37' bis 43' liegt eine starke Verdunklung des Irisrandes in der
2. und 3. großen Region vor: Schwächezeichen der Leber.
Bei 39' bis 40' im Muskelkreis befindet sich ein kleiner schwarzer
Punkt in der Mitte und kleine schwarze Zeichen am unteren Rande
sind als Gallenblasenzeichen zu deuten.

Linke Iris

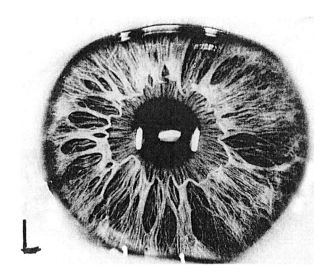

Patientin, 57 Jahre

Hier sehen wir ein nicht abgeschlossenes, helles Schwächezeichen bei 38'. Dieses Zeichen drückt eine Verklebung der Bauchspeicheldrüse mit der hinteren Magenwand aus.
Es folgte eine Bauchspeicheldrüsenentzündung. Bei 20' außerhalb der Iriskrause sehen wir eine kleine weiße Wolke in dem stark erhellten Feld an der Iriskrause, dies bedeutet ein Übergreifen auf den Inselapparat. Der Harntest ergab jedoch keinen Zucker, kein Eiweiß. Die Patientin gab jedoch schweres Jucken am ganzen Körper und Müdigkeit an.

Linke Iris

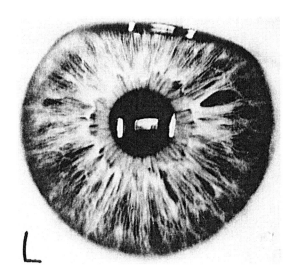

Bei dieser Iris will ich besonders auf die Zeichen des Pankreas (Bauchspeicheldrüse) eingehen.

Es handelt sich um eine Patientin, 61 Jahre alt. Die Mutter ist an Diabetes verstorben.

Seit 20 Jahren ist die Patientin leicht zuckerkrank.

Zwei schwarze längliche Zeichen bei 20' und 22' in der zweiten. großen Region. Beide Zeichen beginnen in der vierten kleinen Region. Das untere Zeichen erweitert sich und endet in der fünften kleinen Region.

Diese beiden Zeichen weisen auf eine Bauchspeicheldrüsenerkrankung hin.

Bei 41' ist ein kleines schwarzes Zeichen, welches zum äußeren Irisrand zeigt. Auch hier erkennen wir eine Pankreaserkrankung.

Rechte Iris

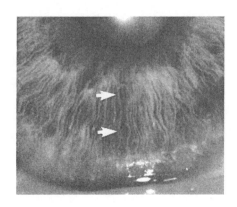

Patient, männlich, 57 Jahre

Konstitution: Lymphatisch

Besonderheit dieser Iris: das Kniezeichen bei 30' in der Mitte des schmalen Beinsektors.
Wie hier zu sehen ist, ist das Kniezeichen ein dunkles Zeichen. Das erklärt sich dadurch, daß es stets ein chronisches Zeichen darstellt.
Ein akuter Zustand würde ein helles Entzündungszeichen sichtbar machen.
Das Kniezeichen gehört zu den gesicherten Zeichen in der Iristopographie.

Rechte Iris

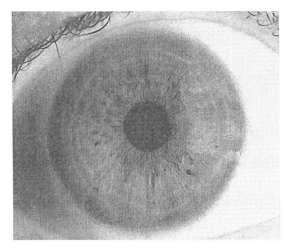

Patient, männlich,
60 Jahre

Konstitution: Mischtyp biliärer Prägung

Diagnose: Hepatopathie, Verdauungsstörung.

Auffällig sind die zirkulären Kontraktionsfurchen als Hinweis auf verstärkte Verkrampfungsneigung.
Die biliäre Anlage zeigt sich hier in einer sichtbaren Aufhellung des Leber-Galle-Sektors.

Rechte Iris

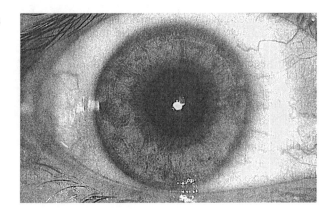

Konstitution: Mischkonstitution

Diagnose: Cholangitis.

Hier zeigen sich die pathologischen Veränderungen der Galle und des Gallenganges zwischen 35' und 40'. Die eingelagerten grauen punktförmigen Zeichen sind als Hinweis auf Konkrementbildung zu bewerten. Die hellen, weißen bis silberfarbenen Radialen sind Zeichen für Schmerzen und Koliken.

Rechte Iris

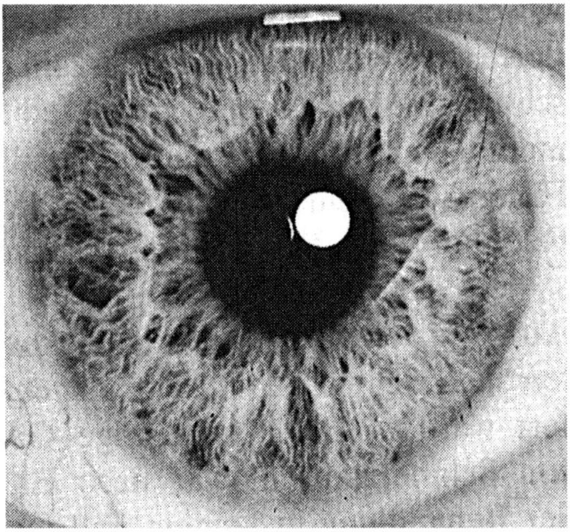

Patient, weiblich,
60 Jahre
Gewicht: Normal
Beruf: Sekretärin

Diagnose: Varizen (Krampfadern).

In dieser Iris finden wir bei 30' ein stark abgedunkeltes Beinfeld, welches sich ebenfalls in der linken Iris zeigt.

Wenn wir eine solche Iris sehen, fragen wir, ob Krampfadern vorhanden sind oder nicht und ob sie gelegentlich schmerzen.

Hier liegt eine familiäre Disposition für Krampfadern vor.

Zwischen 30' und 35' zeigt sich eine Abdunkelung inmitten auseinanderlaufender Radiären das Ovar-Feld.

Rechte Iris

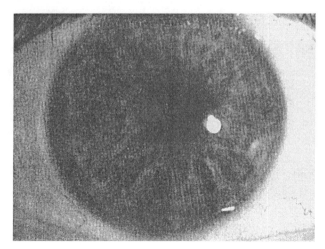

Patient,
männlich,
70 Jahre

Konstitution: Lymphatisch

Diagnose: Prostatahypertrophie.

Bei der Betrachtung dieser Iris fällt zunächst eine Abflachung der Pupille im oberen temporalen Teil auf.
Die Darmkrause ist erweitert und pigmentiert; ebenso das Prostatafeld, welches von weißen Druckradialen eingerahmt ist. Auch im Urogenitalsektor im Bereich Niere sind Reizzeichen zu erkennen.

Rechte Iris

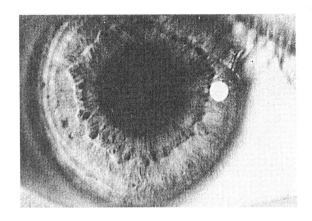

Konstitution: Lymphatisch

Diagnose: Überreizung des Magens.

Diese Iris zeigt sich als schmutzig-weiße Iris, welche im Magenfeld viele mit unterschiedlicher Helligkeit gekennzeichnete Radiäre zeigt. Das Darmfeld weist Vertrocknungs- und Substanzzeichen auf. Am äußeren Zilliarrand sind deutlich Krampfringe zu erkennen. Ebenso Pigmentierungen, die als toxische Ablagerungen zu werten sind.

Linke Iris

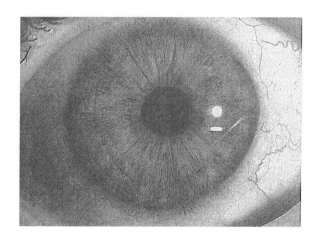

Patient, weiblich, 60 Jahre

Konstitution: Lymphatisch-neurogener Typ

Bei dieser Patientin kann man neben einer straffen Stromaanordnung eine einseitig verstärkte Krampfringbildung erkennen. Im Bereich des Gehirns sieht man deutlich eine Abblassung der Struktur, welche auf eine Atrophie hinweist.
Die leuchtenden Rheumanoxen sind ebenfalls sehr auffällig.

Übungen

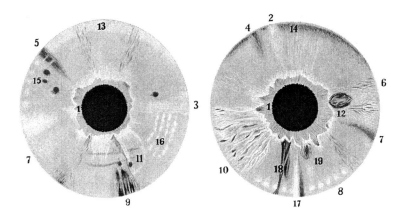

1	1
5	2
7	4
3	6
9	7
11	8
13	10
15	12
16	14
	17
	18
	19

Auflösungen: Rechte Iris
Konstitution: Lymphatisch

1	Unregelmäßige Darmkrause, Gärungs- und Fäulnisprozess im Darm – Funktion gestört
5	Blasen-Ohr-Linie, chronisches Zeichen im Ohrfeld
7	Entzündungszeichen im Rippenfeld
3	Chronischer Bronchialkatarrh
9	Chronisches Zeichen in der Vagina, Verdacht auf Ca.
11	Entzündliches Blasenzeichen in Verbindung mit dem Ohr
13	Quecksilberring
15	Toxische Ablagerungen in der Nacken- und Schulterregion, evtl. rheumatische Beschwerden
16	Entzündungszeichen in der Wirbelsäule und Muskelregion, – an Rheuma denken!

Linke Iris

1	Ausbuchtung der Cardia
2	Entzündliches Zeichen der Stirn, Stirnhöhlenkatarrh
4	Chronisches katarrhalisches Zeichen in der Nase, an Eiterung denken!
6	Zeichen in der Pulmona mit Verklebungszeichen
7	Chronisches katarrhalisches Zeichen in der Rippenregion, Verklebungszeichen, Ernährungslinie
8	Entzündungszeichen in der Schleimhautregion, Bauchfell
10	Schmerzen im gesamten Rückenbereich
12	Geschlossenes Herzzeichen
14	Hirnzeichen, schlechte Durchblutung
17	Chronisches und akut-entzündliches Zeichen im Beinfeld, evtl. starke Schmerzen
18	Chronische Zeichen, Mastdarmlinie
19	Geschlossene Lakune im Nebennierenfeld, chronisches Zeichen

Übung II

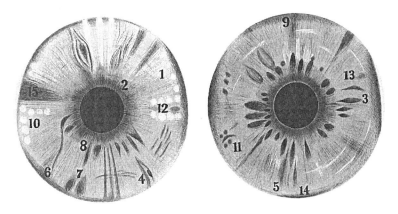

1	3
2	5
4	9
6	11
7	13
8	14
10	
12	
15	

Auflösung: Rechte Iris

Konstitution: Lymphatisch

1	Entzündungszeichen im Nasen-Rachenraum
2	Heterochromie
4	Kleinhirn-Gebärmutterlinie, offenes Gebärmutter-Zeichen, Tumor?
6	Geschwüre und Verklebungszeichen am Pylorus mit Gallenstörung und Leberbelastung
7	Stirn-Ovarien-Linie
8	Blinddarm-Zeichen
10	Entzündlichkeit des Rippenfelles, Verbindungen mit 1-12-15
12	Entzündungszeichen Tonsillen, Kehlkopf, Bronchien
15	Chronisches katarrhalisches Zeichen in der Lunge

Linke Iris

3	Geschlossene Lakunen im Lungengebiet
5	Deutung auf eine Schwäche, Störung im Mastdarm
9	Schlechte Durchblutung im Gehirn
11	Toxische Verfärbung im Rippenfellgebiet mit Verschwartung
13	Geschlossene Lakunen auf dem Herzfeld und dunkle Ärgerlinie
14	Pes planus

112

Übung III

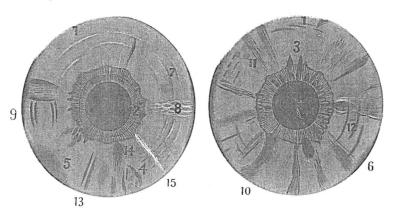

1	1
2	3
4	6
5	10
7	11
8	12
8	
13	
14	
15	

Auflösung: Rechte Iris

Konstitution: Hämatogen

1	Arcus senilis (im Hinterhirnfeld)
2	Kranker Magen, Ausbuchtung der Darmkrause, Fäulnisprozesse
4	Offener Prozeß in der Leber
5	Chronisches Leberzeichen
7	Kontraktionsfurchen
8	Entzündung im Rachenraum, Tonsillen beachten!
9	Verklebung im Lungenfeld, evtl. schlechte Hautausscheidung
13	Stirn-Ovarien-Linie
14	Chronisches Nierenzeichen
15	Blasenkatarrh mit Schmerzen

Linke Iris

1	Arcus senilis im Vorderhirnfeld
3	Solarstrahlen, Nervenerschöpfung
6	Chronisches Zeichen in der Milz
10	Chronisches Zeichen im Uretergebiet und in der Harnröhre
11	Chronische Überreizung und Entzündung im Oberkiefer, Toxinablagerung
12	Angina pectoris: Herzeleid; ist in Verbindung mit dem Herzzeichen zu betrachten!

Literatur

H. Struck , E. Flink: Handbuch der Irisdiagnostik

Frau Magdalene Madaus: Lehrbuch über Irisdiagnose

Heinrich Hense: Die Augendiagnose bearbeitet nach Pastor Felkes Grundsätzen von Andreas Müller,

E. H. Kabisch, Lehrmeister der Augendiagnose, Januar 1963: Einführungskurs Uslarer Kreis über Iris-Diagnostik

G. Jaroszyk: Colloquium Internationale

Winterseminare 1968/1969 in Wetzlar über Augendiagnose

Irisdiagnostische Vorträge durch Don José Angerer, Dr. med. Anton Markgraf, Günther Lindemann, Prof. Dr. Dr. med. et med. dent. Horst Herget, Dr.med. et Dr. med. dent. Heilpraktiker Helmut Schimmel, Nils Krack

Nico Bos: Die Kunst der Iris-Diagnose

Dr. med. Kurt Jüngling, cand. rer. nat. Werner Schück: Die Irisfotographie aus dem Arbeitskreis für Irisdiagnostik von Heilpraktiker Josef Deck,

Josef Deck: Grundlagen der Irisdiagnostik

Herget/Schimmel: Das Rezept aus dem Auge,

Günther Lindemann: Augendiagnostik, Lehrbuch

Fachzeitschriften: Der Naturarzt, Naturheilpraxis, Naturheilkunde, HP-Aktuell

E. Schlegel (Arzt und Augenarzt in Tübingen): Die Iris nach den neuen Entdeckungen des Dr. med. v. Péczely

E. Schlegel: Die Augendiagnose des Dr. v. Péczely

N. Liljequist: Die Diagnose aus den Augen

Andreas Müller: Die Augendiagnose, bearbeitet nach Pastor Felkes Grundsätzen

Andreas Müller: Die Augendiagnose in ihren gesichteten Ergebnissen

Dr. med. Anderschou: Iris-Wissenschaft

Peter Johannes Thiel: Der Krankheitsbefund (Diagnose) aus den Augen

Dr. O. Wirz: Der Krankheitsbefund aus der Regenbogenhaut der Augen

Rudolf Schnabel: Symptome des Auges und seiner Adnexe bei Erkrankungen im Organismus mit besonderer Berücksichtigung der Iris-Reaktionen

Rudolf Schnabel: Das Auge als Gesundheitsspiegel 1930

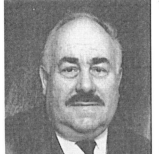

Volker Tetenberg

Jahrgang 1937. Seit 1964 Heilpraktiker in eigener Naturheilpraxis in Düsseldorf. Beisitzer-Tätigkeiten bei Heilpraktiker-Überprüfungen an Gesundheitsämtern. Er ist bekannt an Volkshochschulen, Felke und Biochemischen Vereinigungen, sowie aus seiner langjährigen Lehrpraxis für Heilpraktiker-Anwärter/innen.

Volker Tetenberg erwarb seine Ausbildung zum Heilpraktiker durch ein Studium an der Walter Knäpper-Schule in Nordrhein-Westfalen. Dort war er u. a. Schüler von dem bekannten Heilpraktiker Theodor Kriege, der ihm dann eingehend die Augendiagnose nähergebracht hat, sowohl in theoretischer als auch in praktischer Arbeit.

An einem amerikanischen College machte er seinen »Doctor of Psychology«.

Neben seiner Praxis ist er tätig als Fachautor für verschiedene Fachzeitschriften, insbesondere der alternativen Medizin.

Neben der Irisdiagnostik, der er sich besonders widmete, beschäftigte sich Volker Tetenberg vor allem mit der Wirkung von Heilpflanzen und Schlangengiften; er beherrscht die Diagnose aus der »Harnschau«.

Schon von Jugend auf bekam er Kontakt zur Naturheilkunde durch seinen Vater Dr. med. dent. Herbert Tetenberg, Heilpraktiker.

»Dieses Buch wurde geschrieben, weil es fehlte. Dieses Werk soll zunächst den Angehörigen der Heilberufe, den Einsteigern, den Interessierten dienen, um einen Einblick in die Materie zu bekommen.«